Hildegard Tischer

Massage

Entspannung für Körper und Geist

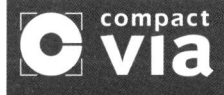

Außerdem erhältlich:
Bauch, Beine, Po – Work-out für die schlanke Linie
Heilfasten – Für mehr Gesundheit und Energie
Pilates – Für mehr Fitness, Beweglichkeit und eine gute Figur
Rückentraining – Sanft die Wirbelsäule stärken
Yoga – Energie und Entspannung für jeden Tag

compact via ist ein Imprint der Compact Verlag GmbH

© 2010 Compact Verlag GmbH München

Text: Hildegard Tischer (außer S. 16, 32, 46, 55, 73)
Redaktion: Christine Hoffmann
Produktion: Wolfram Friedrich
Titelabbildung: mauritius images
Layout: EKH Werbeagentur GbR
Umschlaggestaltung: EKH Werbeagentur GbR

ISBN 978-3-8174-8254-2
5282541

Besuchen Sie uns im Internet: www.compact-via.de

Inhalt

Einfach wohlfühlen!

Wer gesund und fit ist, fühlt sich einfach wohl. Zu einer bewussten Lebensweise gehört eine ausgewogene Ernährung genauso wie ein effektives Sportprogramm. Die gute Nachricht: Das ist gar nicht so schwer! Wichtig ist nur, dass Sie eine Sportart und ein Ernährungskonzept gefunden haben, die zu Ihnen passen. So macht Fitness nämlich Spaß. Und ein aktives Leben bedeutet mehr Wohlbefinden und Lebensfreude.

Ihr persönlicher Sportclub Mrs. Sporty (Mitbegründerin Tennis-Profi Stefanie Graf) und die compact-via-Buchreihe „Fühl dich wohl!" weisen Ihnen den Weg zu einem aktiven und gesunden Lebensstil. Mit sanftem, individuellem Training und einem ausgewogenen Ernährungsprogramm erreichen Sie Ihr persönliches Ziel – und das ohne großen Aufwand. Das bestätigen auch 100.000 andere Frauen in Deutschland, Österreich, Frankreich und der Schweiz, die in ihrem persönlichen Mrs. Sporty Club Tag für Tag ihre Gesundheit verbessern.

Das Mrs.-Sporty-Konzept basiert auf einem 30-Minuten-Training und ist die optimale Kombination aus vielfältigen Kräftigungs- und Konditionsübungen. Schon zwei bis drei Mrs.-Sporty-Trainingseinheiten pro Woche genügen, um nachweisliche Effekte zu erzielen. Denn das Training aktiviert in kurzer Zeit alle wichtigen Muskelgruppen und sorgt dafür, dass der eigene Energieverbrauch steigt sowie das Herz-Kreislauf-System gestärkt wird. Das Ganzkörpertraining besteht aus fünf wichtigen Phasen: Aufwärmen, Kräftigungsübungen und Konditionstraining, Abkühlen und Dehnen. Zur kompetenten Beratung stehen Ihnen in allen Mrs. Sporty Clubs Spezialisten für Sport und Gesundheit zur Seite. Dieses Mrs.-Sporty-Trainingsprogramm können Sie mit den in der compact-via-Reihe „Fühl dich wohl!" vorgestellten sanften Wohlfühlthemen optimal ausbauen.

Mrs. Sporty unterstützt alle sportlichen Aktivitäten, die Sie auch zu Hause ausüben können. Wie das einfach und nachhaltig gelingt, erfahren Sie im vorliegenden Buch. Hier erhalten Sie zunächst grundlegende Informationen und wertvolles Hintergrundwissen. Darauf folgt ein ausführlicher Praxisteil mit illustrierten Anleitungen: leicht verständlich beschrieben und für Einsteiger geeignet.

Massage – ein Heilmittel mit Tradition

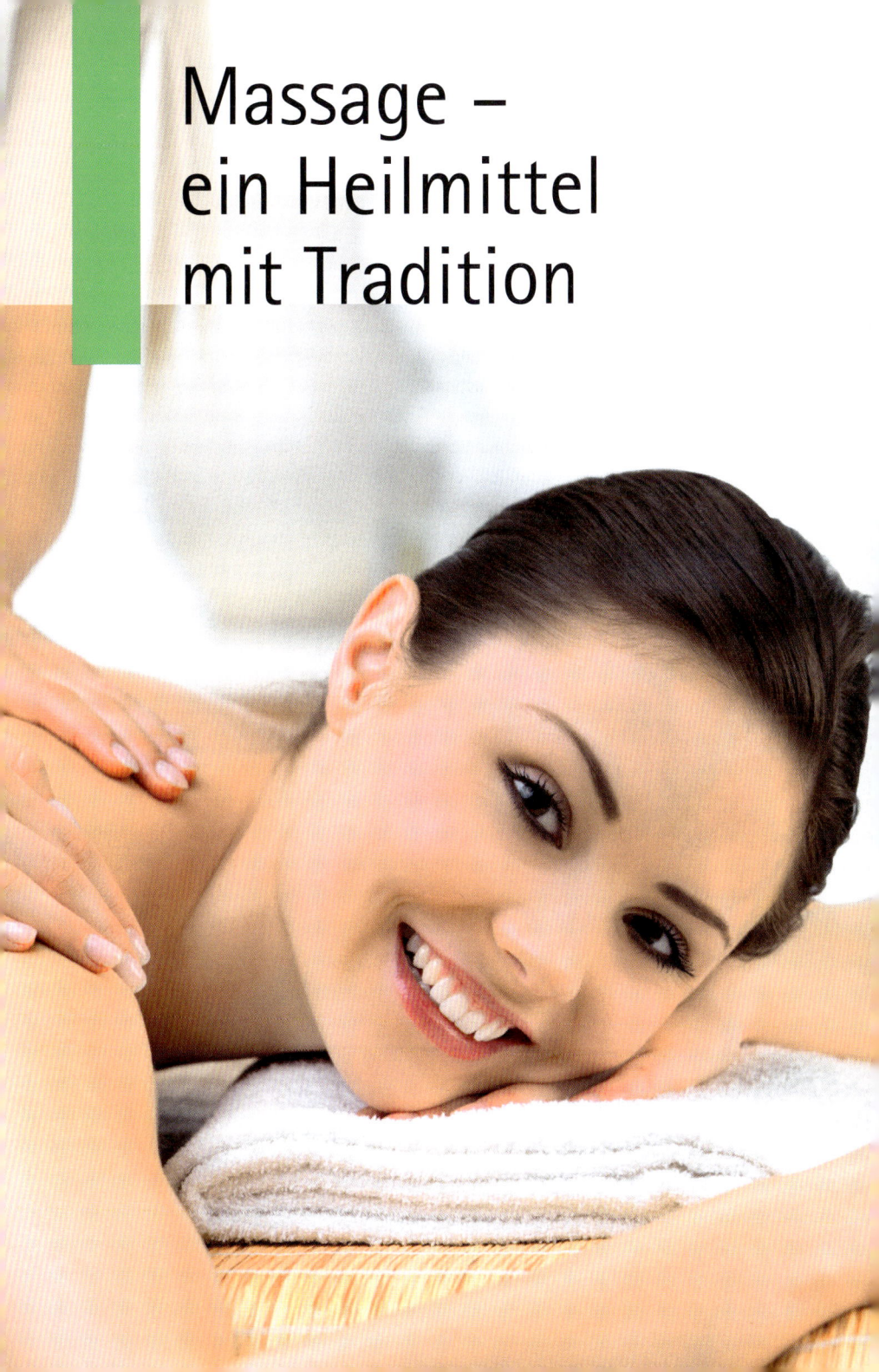

Massage – eine lange Geschichte

Massage ist eine mehrere tausend Jahre alte Tradition.

Massage wird seit Jahrtausenden in unterschiedlichen Kulturen angewendet, um Körper und Geist im Lot zu halten, Krankheiten vorzubeugen und zu heilen. Die ersten Überlieferungen über Massage stammen aus China und Ägypten. So hat beispielsweise die über 4.000 Jahre alte Traditionelle Chinesische Medizin Massagemethoden entwickelt, die auch heute noch angewendet werden und in die klassischen europäischen Methoden eingegangen sind. In der chinesischen Medizin galt die Massage schon sehr früh als Mittel zur Vorbeugung, Heilung und Rehabilitation. Eine besondere Form der chinesischen Massage ist die Akupressur, die auf den gleichen Prinzipien wie die Akupunktur beruht.

Auch in der ayurvedischen Kultur nimmt die Massage seit Jahrtausenden einen hohen Stellenwert ein. Wer in Indien die Kunst des Kathakali, eines traditionellen Tanzes lernte, wurde regelmäßig von seinem Lehrer massiert. Die Massage diente sowohl der körperlichen Fitness als auch der geistigen Öffnung und Konzentration. Die getanzten Szenen erzählten Geschichten von Göttern wie Krishna und Arjuna und hielten sie in der Bevölkerung lebendig. Die Massage war auf diese Weise auch fester Bestandteil eines religiösen Rituals.

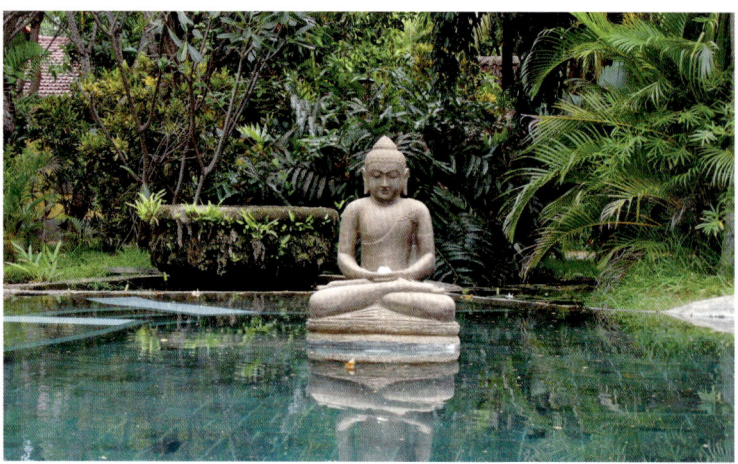

Die ersten europäischen Schriften, in denen Massagen erwähnt wurden, stammten von dem griechischen Arzt Hippokrates. Für ihn zählte „das Reiben" zu den wesentlichen Bestandteilen der ärztlichen Berufsausübung. Er schrieb im fünften Jahrhundert vor Christus, dass Gliedmaßen „nach oben zu reiben" seien, also in Richtung Herz – ein Erfahrungswert, denn damals wusste man noch nicht genau, wie der Blutkreislauf funktioniert.

Hippokrates musste es selbst an seinen Patienten ausprobiert haben. Und nicht zuletzt ist vom römischen Herrscher Cäsar überliefert, dass er seine Epilepsie mit Massagen behandeln ließ. Doch die Massage diente nicht ausschließlich der Behandlung von Krankheiten.

Die olympischen Athleten bekamen – ebenso wie unsere Sportler heute – Massagen zur Steigerung der Leistungsfähigkeit sowie zur Beschleunigung des Erholungsprozesses nach den Spielen. Als reine Wohlfühlmethode wurde die Massage in den antiken griechischen und römischen Badehäusern praktiziert. Die Anlagen besaßen neben Dampfbädern und sonstigen Erholungsmöglichkeiten im Wasser auch Nebenräume für Entspannung, Massage und Salbungen. Für die römische Oberschicht gehörte der Gang ins Badehaus zum Alltag. Es diente auch als gesellschaftlicher Treffpunkt, wo man Politik machte, Intrigen sponn oder einfach über Gott und die Welt plauschte.

Massage war früher eine Wohlfühlmethode.

Vergessen und wiederentdeckt

Mit dem Beginn des Mittelalters und der Christianisierung geriet in Europa die Massage für lange Zeit in Vergessenheit. Zum einen stellte der christliche Glaube die geistige Hingabe des Menschen zu Gott völlig in den Vordergrund. Der Körper war nur die materielle Hülle für den Geist ohne Wert an sich. Diese Einstellung verhinderte die weitere Beschäftigung mit der heilenden Kraft der Berührung. Zum anderen wurden die Badehäuser geschlossen, weil die hygienischen Bedingungen so schlecht waren, dass sich Geschlechtskrankheiten ausbreiteten. So verschwand sowohl die medizinische als auch die Wohlfühlmassage im christlichen Raum von der Bildfläche. Im arabisch-islamischen Raum allerdings blühte die Kultur der Badehäuser erst richtig auf. Die heute wiederentdeckten türkischen Dampfbäder zeugen davon, wie sehr man damals schon damit beschäftigt war, sein Wohlbefinden zu steigern. In Europa widmete sich erst im 16. Jahrhundert der französische Arzt Ambroise Paré wieder der Kunst des Knetens. Die moderne Form der Massage wurde Ende des 19. Jahrhunderts von dem Schweden Per Henrik Ling entwickelt. Ling beschäftigte sich mit der chinesischen, ägyptischen und griechisch-römischen Tradition und brachte Elemente davon in seine Methode ein, die heute „klassische" oder „schwedische" Massage genannt wird. Auch der holländische Arzt J. Georg Mezger beschäftigte sich eingehend mit den Heilungschancen durch Massage. Lings und Mezgers Arbeiten verschafften der Massage in Europa vor allen Dingen einen wissenschaftlichen Hintergrund, ohne den sie in Europa nicht ernst genommen worden wäre. Sie wurde dann auch in medizinischen Kreisen als wirksame Behandlungsform akzeptiert.

Erst später wurde sie wissenschaftlicher betrachtet.

Verschiedene Kulturen – unterschiedliche Körperbilder

Die klassische Massage wurde zunächst nur angewendet, wenn es schon irgendwo „zwickte", und genau da, wo es wehtat, setzte sie auch an. Erst ab den Sechzigerjahren des 20. Jahrhunderts kam mit der Verbreitung hauptsächlich indischer Denkweisen auch die Einsicht wieder nach Europa, dass nicht alles vordergründig nützlich sein muss, um einen Nutzen zu bringen. Inzwischen wird auch die schwedische Massage einfach nur zum Wohlfühlen angewendet. In China, Indien, Thailand, Hawaii oder Tibet betrachtet man den Menschen weniger als anatomisches Gebilde aus Knochen, Muskeln und Organen, sondern vielmehr als ein Energiesystem. Der Mensch wird als ein Mikrokosmos gesehen, der den Makrokosmos widerspiegelt. Die Massage setzt in denjenigen Bereichen von Händen und Füßen an, die dem zu behandelnden Körperteil entsprechen.

In vielen Ländern gilt der Mensch als Energiesystem.

Auch die ayurvedische Lehre betrachtet den menschlichen Organismus als Energiesystem. Sie teilt ihn u. a. in Chakras, unterschiedliche Energiezonen, ein, wobei jedes Chakra eine andere Art von Energie ausstrahlt. Krankheit oder Unwohlsein gelten als Ausdruck eines Ungleichgewichts zwischen den verschiedenen Energien, die den Menschen ausmachen. Zur Erhaltung oder Wiederherstellung des Gleichgewichts werden in Indien traditionell Massagetechniken zusammen mit ätherischen Ölen eingesetzt, denn den einzelnen Chakras werden neben Farben, Materialien und Tönen auch Düfte zugeordnet. Aromaöle können nach dieser Anschauung deshalb auch die Energien beeinflussen.

Auch die Übertragung von Energien zwischen den einzelnen Menschen spielt in der östlichen Weltanschauung eine große Rolle. Ebenso wie Energien durch den eigenen Körper fließen, fließen sie auch zwischen zwei Menschen. Positive Energien können vom Masseur auf den Massierten überfließen und negative weggenommen werden.

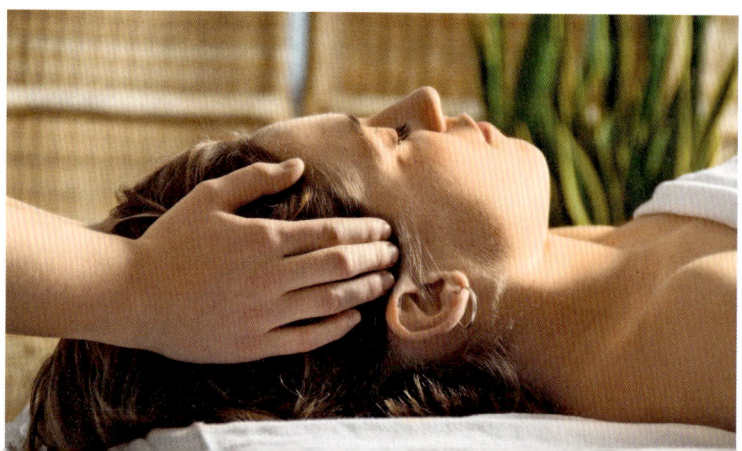

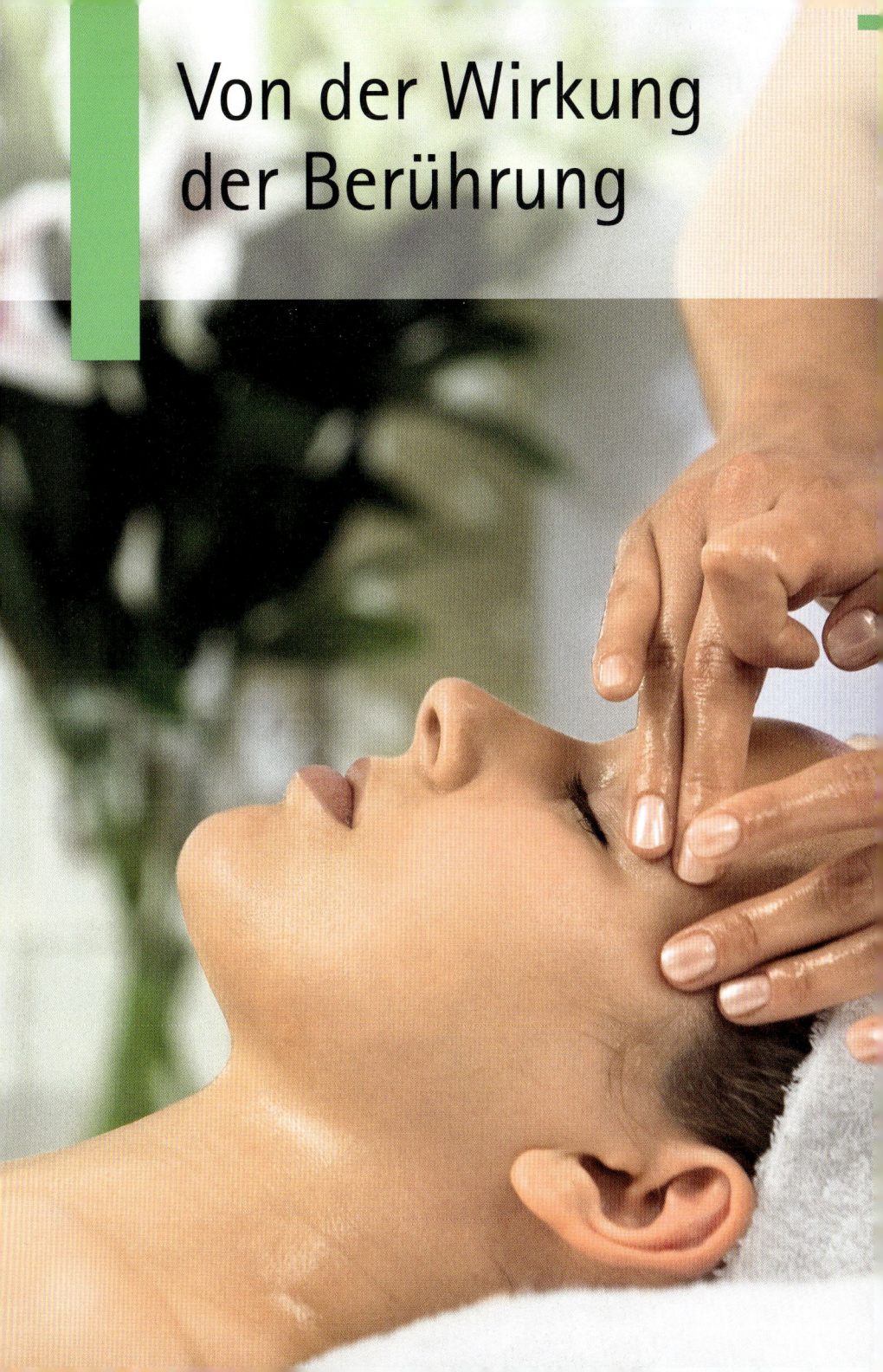

Von der Wirkung der Berührung

Berührung als Verbindung

Körperliche Berührung ist eine ganz elementare Form der Kommunikation zwischen Menschen. Mütter nehmen ihr Kind in den Arm, wenn es weint, sie streicheln ihm den Bauch, wenn es Verdauungsprobleme hat, sie legen die Hand auf seine Stirn, wenn es Fieber hat. Kinder, die keinen Körperkontakt erfahren, verkümmern. Seit Jahrhunderten tragen in vielen Ländern Mütter ihre Kinder in Tüchern dicht am Körper, und auch bei uns wurde diese Sitte in den letzten Jahren übernommen, weil Mütter instinktiv wissen, dass der enge Kontakt ihnen selbst und ihrem Kind guttut.

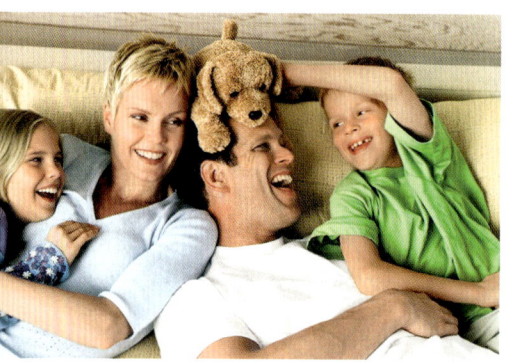

Erwachsene zeigen sich gegenseitig durch Zärtlichkeiten ihre Zuneigung und Verbundenheit. Der Handschlag oder die Küsse auf die Wange zur Begrüßung und zum Abschied sind Rituale, die die Zusammengehörigkeit zur menschlichen Gesellschaft ausdrücken. Wer von anderen berührt wird, ist nicht allein.

Berührung verbindet das Ich mit dem anderen. Alte Menschen, deren Partner gestorben ist, finden häufig Trost, wenn sie einen Hund oder eine Katze halten, die sie streicheln können.

Den anderen ertasten

Der Tastsinn ist der am wenigsten bewusst empfundene Sinn. Massage spricht ganz gezielt den Tastsinn an – sowohl bei der Person, die massiert, als auch bei der, die massiert wird. Über die Hände ertastet der Masseur, wie es dem Partner geht, wo er sich verspannt, wo er aufnahmefähig ist. Der andere spürt über seine Haut, wo der Masseur unsicher ist, ob er müde oder nervös ist. Ein münzgroßes Stück Haut weist drei Millionen Zellen und 50 Nervenenden auf – kein Wunder, dass über die Haut extrem viele Reize aufgenommen werden. Die Hand wiederum spricht eine differenziertere Körpersprache als alle anderen Körperteile. Sie ist in der Lage, von feinstem Streicheln bis zu grobem Schlagen zu nuancieren.

Über die Haut nimmt man viele Reize wahr.

Was Massage im Körper bewirkt

Massage spricht unterschiedliche Systeme im menschlichen Körper an. Die Haut verbindet über die Berührung einen Menschen mit dem anderen, aber sie verbindet auch das Äußere mit dem Inneren. Über Nervenbahnen, Gefäße, Gewebe und Muskulatur ist sie mit allen anderen Organen vernetzt. Deshalb kann eine Massage auf vielfältigen Wegen auf den menschlichen Organismus einwirken.

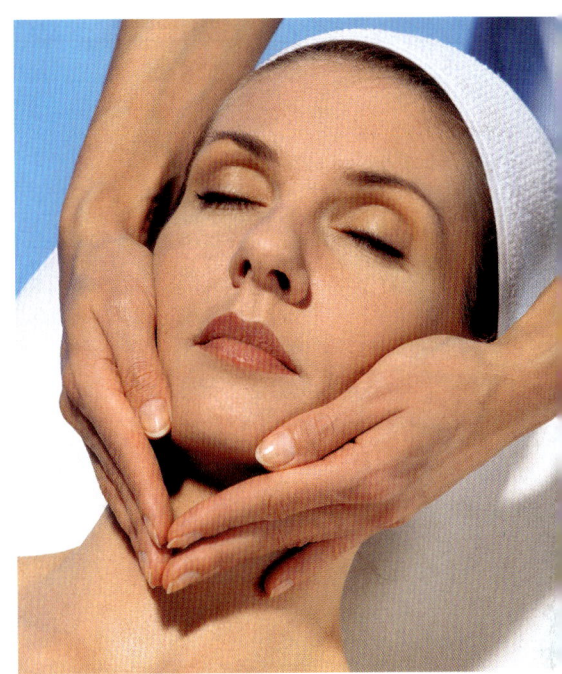

Harmonie für Nerven und Atem

Durch Stress, Ängste oder Überlastung gereizte Nerven kommen durch gleichmäßige, rhythmische Bewegungen wieder zur Ruhe. Die Nervenenden in der Haut leiten die beruhigenden Impulse weiter zu anderen Körperstellen und es setzt eine allgemeine Entspannung ein. Eine Massage wirkt auf das ganze Nervensystem, auch auf das vegetative, das die Funktion der inneren Organe steuert und das der Mensch nicht mit seinem Willen beeinflussen kann. Es reagiert genauso auf die Berührungsimpulse, auch wenn wir seine Reaktion nicht bewusst wahrnehmen. Deshalb kann eine beruhigende Massage auch Beschwerden wie Kopfschmerzen oder Verdauungsprobleme lindern, die häufig Ausdruck psychischer und nervlicher Belastung sind.

Kraft für das Abwehrsystem

Infektionskrankheiten, wie Schnupfen, Husten, Angina oder Bronchitis entstehen zwar durch Ansteckung, und doch trifft es manche Menschen häufiger und stärker als andere. Diese Menschen haben weniger Abwehrkräfte. Ein schwaches Immunsystem ist jedoch nicht nur und nicht immer Folge eines Vitaminmangels oder eines ungesunden Lebensstils, auch psychische Faktoren spielen eine wesentliche Rolle. Stress kann sich in akuten Schmerzen äußern, er kann den Körper aber auch schleichend schwächen. Ein Mensch, der ständig gehetzt durchs Leben geht, der schlecht entspannen kann und sich schwach fühlt, kann auch körperlich nicht mehr genügend Abwehrkräfte aufbauen. Der entspannende Effekt der Massage kann ihm helfen, seelisch und körperlich zur Ruhe zu kommen und wieder Kräfte aufzubauen. Massage wirkt so vorbeugend gegen viele Krankheiten.

Psychische Faktoren beeinflussen das Abwehrsystem.

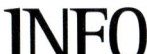

Anregung für Blut- und Lymphkreislauf

Auch der Kreislauf profitiert doppelt von Massagen: Das mechanische Reiben des Gewebes regt die Durchblutung an. Nach einer Krankheit wird ein geschwächter Organismus gestärkt, weil er besser mit Sauerstoff versorgt wird und Erreger und Giftstoffe ausgeschieden werden.

Stärkung für die Muskeln

Massage kann auf zweierlei Weise auf die Muskeln wirken. Einerseits kann sie überreizte Muskeln entspannen, z. B. nach anstrengendem Sport, andererseits kann sie auch die Spannung der Muskeln, den sogenannten Tonus, erhöhen, also die Muskeln quasi in Bereitschaft bringen. Eine Massage vor dem Sport hilft, Zerrungen zu vermeiden, denn die Muskeln werden besser durchblutet und elastischer. Nach dem Sport unterstützt eine Massage den Abtransport von Schlackstoffen und verkürzt dadurch die Erholungszeit des Körpers. Eine schlechte Körperhaltung wie ein ständig gebeugter Rücken oder herabhängende Schultern führt dazu, dass die Muskeln nicht mehr so viel tun, wie sie eigentlich müssten, um elastisch und gesund zu bleiben. Massage kann akute Beschwerden lindern, aber auch langfristig Beschwerden vorbeugen, denn sie verbessert das Körpergefühl, sodass man schneller spürt, wann die Muskeln über- oder unterfordert werden und aktiv gegensteuern. Und: Wer sich in seinem Körper wohlfühlt, geht gewöhnlich ganz von selbst gerade.

Massage verbessert das Körperempfinden.

Hilfe für die Organe

Massage kann die inneren Organe über die Nerven ansprechen, aber auch über das Bindegewebe. Das Bindegewebe hält die inneren Organe an ihrem Platz und gibt dem Körper seine Form. Nerven- und Blutbahnen verbinden die Haut und das darunterliegende Bindegewebe mit inneren Organen. Massiert man die Hautpartie, die mit einem bestimmten Organ zusammenhängt, übertragen sich die durch die Massage ausgelösten Reize ins Innere des Körpers auf das entsprechende Organ. So lassen sich gezielt die Funktionen von Herz, Nieren, Lunge oder Leber verbessern.

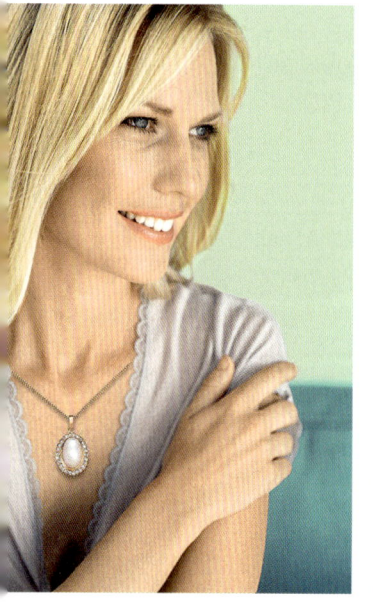

Reinigung für die Haut

Die Haut ist das Organ, auf dem die Massage unmittelbar ausgeübt wird. Die Reibung der Oberfläche löst abgestorbene Hautzellen und entfernt sie. Die Haut sieht glatter und feiner aus. Massage regt die Durchblutung der Haut an, Schlacken werden weggeschwemmt und die Haut wird so von innen gereinigt. Die Nervenenden werden stimuliert, die Haut wird sensibler für Berührungen. Außerdem wird die Haut von den Sekreten der Talg- und Schweißdrüsen befreit, sodass sie besser atmen kann. Nach einer Massage mit Öl fühlt sich die Haut weich und geschmeidig an. Das durch die Massage erzeugte wohlige Wärmegefühl auf der Haut verstärkt außerdem die entspannende Wirkung.

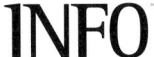

Linderung bei Schmerzen

Bei starken Muskelverspannungen können feste Massagegriffe wehtun. Wenn der durch die Massage ausgelöste Schmerz heftiger ist als der ursprünglich von der Verspannung herrührende Schmerz, überdeckt er diesen, so wie eine dunkle Farbe eine helle überdeckt. Wenn der stärkere Schmerz nachlässt, entspannen sich auch die Muskeln. Außerdem führt der durch die Massage ausgelöste plötzliche Druck dazu, dass das Gehirn Opioide wie Endorphin und Enkephalin ausschüttet, also schmerzlindernde, körpereigene Hormone. Gleichzeitig werden schmerzauslösende Substanzen aus dem Körper geschwemmt. Einige Therapeuten gehen auch davon aus, dass die Berührung bei der Massage die Produktion des sogenannten Glückshormons Serotonin unterstützt.

Schmerzlindernde Hormone werden ausgeschüttet.

Neuere Formen der Massage

In den letzten Jahren haben viele Forschungsansätze dazu beigetragen, neue Möglichkeiten für Massagen zu finden und weiterzuentwickeln. Bei der Auswahl gilt generell: Viele Wege führen zum Ziel.

Klassische Massage

Die klassische Massage bildet die Grundlage der meisten heute praktizierten Massageanwendungen. Sie dient v.a. dazu, Muskelverspannungen zu lösen und durch einseitige Belastung überforderte oder erschlaffte Muskeln wieder in ihre normale Spannung zu bringen.

Die Muskeln verlieren bei Bewegungsmangel ihre Spannung und verkümmern, Fachleute nennen das „Muskelatrophie". Die Folge sind Rückenschmerzen und Bewegungseinschränkungen. Es kann dann schon wehtun, nur den Arm zu heben oder sich zu bücken. Bei übermäßiger Belastung dagegen, wie etwa bei schwer körperlich Arbeitenden oder Sportlern, verhärten die laufend angestrengten Muskeln, was genauso schmerzhaft sein kann. Der gezielte Einsatz bestimmter Massagegriffe lockert diese Verhärtungen.

Hilfestellung durch Massage

INFO

Erschlaffte Muskeln müssen durch Bewegung wieder gekräftigt werden, Massage kann hier nur unterstützen. Sie kann jedoch die Schmerzen lindern, sodass Bewegung dann überhaupt erst wieder möglich wird. Außerdem dient die klassische Massage dazu, die Durchblutung von Haut und Muskulatur anzuregen.

Lymphdrainage

Bei der manuellen Lymphdrainage handelt es sich um eine Abwandlung der klassischen Massage. Sie dient dazu, den Abtransport der Lymphflüssigkeit und damit von Abfallprodukten des Stoffwechsels aus dem Körper zu erleichtern. Nach Operationen oder Verletzungen kommt es häufig zur Durchtrennung der Lymphbahnen. Die Lymphe kann dann nicht mehr richtig aus dem Gewebe in die Blutbahnen abfließen und es bilden sich Ödeme. Durch sanften Druck auf das Unterhautgewebe wird der Rückfluss wieder angeregt. Die Haut wird gezupft, gedreht und geschröpft. Auch bei rheumatischen Erkrankungen und bestimmten Atemwegserkrankungen wird die Lymphdrainage eingesetzt, um Giftstoffe besser auszuleiten.

Bei einer apparativ unterstützten Lymphdrainage werden Manschetten an Arm oder Bein angelegt, die durch rhythmischen Druck die Lymphe ableiten. Techniken der manuellen Lymphdrainage können auch helfen, verquollene Gesichtszüge zu glätten.

Rheumatiker nutzen diese Massageform oft.

Esalen-Massage

Typisch für die Esalen-Massage sind lange, über den ganzen Körper gezogene Dehnbewegungen. Ihre Begründer verstehen sie als ganzheitliche Methode, mit der Körper und Geist angesprochen werden. Die massierte Person betrachten sie als einmaliges und vollkommenes Individuum, auf das der Masseur eingehen muss. Er richtet jede Massagesitzung nach seinem Gegenüber und dessen Verfassung aus. Wie die klassische Massage verwendet auch die Esalen-Methode muskellockernde Griffe, passive Bewegungen und Bindegewebsmassage. Auch Elemente östlicher Behandlungsformen wie Shiatsu und Reiki werden verwendet.

INFO Esalen-Massage

Die Esalen-Massage entstand erst in den Sechzigerjahren des 20. Jahrhunderts am gleichnamigen Institut in Kalifornien. Das Wort „Esalen" leitet sich vom Namen eines Indianerstammes ab, der früher einmal im Umland des Instituts lebte. Am Esalen-Institut arbeiteten namhafte Wissenschaftler, wie Alexander Lowen, Ida Rolf, Moshe Feldenkrais und Randolph Stone.

Die Esalen-Massage beruht auf der klassischen schwedischen Massage, doch es fließen auch noch von den verschiedenen Institutsmitgliedern entwickelte Methoden ein, so etwa die Polarity-Therapie von Randolph Stone und das Rolfing.

Dennoch ist sie keine physiotherapeutische Massage in dem Sinn, dass sie bei bestimmten Krankheiten eingesetzt wird. Sie soll in erster Linie die Sinne empfänglich machen, die Seele öffnen und zu einem Zustand tiefer innerer Ruhe führen.

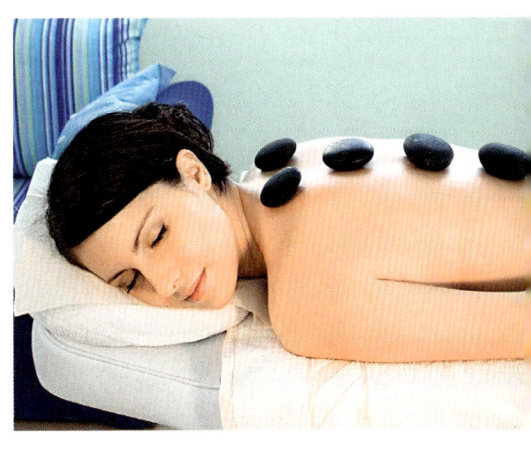

LaStone-Massage

Die LaStone-Masseure arbeiten mit heißen und kalten Steinen. Bis zu 40 sanft gerundete und glatte Basaltsteine werden auf etwa 60 – 70 Grad Celsius erwärmt und dann auf die den indischen Chakras entsprechenden Energiezentren gelegt: Stirn, Hände, Bauch, Rücken, Kniekehlen, Zehen. Die LaStone-Methode wurde erst in den 90er Jahren des letzten Jahrhunderts in den USA wiederentdeckt und weiterentwickelt. Ursprünglich sollen heiße Steine bereits von indianischen und hawaiianischen Heilern eingesetzt worden sein. Bekannt wurde diese Methode erst in den letzten zehn Jahren. Inzwischen wird sie in vielen Wellness-Hotels und Bädern angeboten. Massiert wird mit Klopftechnik, d. h., zwei Steine werden über der Haut zusammengeklopft und die dadurch entstehenden Schallwellen strahlen in die Muskulatur aus. Diese Technik kann auch durch übliche Griffe mit den Händen ergänzt werden. Die Wärme sorgt für ein wohliges, entspanntes Gefühl.

Im Wechsel kommen kühle Marmorsteine dazu, die wiederum anregen. Die Änderung zwischen kalt und heiß, zwischen Anregung und Entspannung, erzeugt ein „Reizklima", das gewöhnlich als sehr angenehm empfunden wird und durchaus positiv auf Kreislauf und Durchblutung wirken kann. Ergänzend zu den Steinen verwenden die Masseure ätherische Öle, deren pflanzliche Substanzen die Wirkung der Massage verstärken können. Die LaStone-Massage soll Verspannungen lösen und die Selbstheilungskräfte aktivieren.

Ätherische Öle verstärken die Wirkung der Massage.

Reflexzonenmassage

Bei der Reflexzonenmassage gehen die Masseure davon aus, dass eine Behandlung nicht allein an der Stelle wirkt, an der sie ansetzt. Über Nervenreize soll die Wirkung auf andere Körperbereiche übertragen werden. Die Reflexzonentherapeuten sprechen von „Fernwirkung". Der Fußreflexzonenmassage liegt der Gedanke zugrunde, dass der ganze Körper auf dem Fuß abgebildet wird. Über seine Reflexzonen an Händen oder Füßen kann ein Organ oder Körperbereich behandelt werden.

Lomi Lomi

Lomi Lomi ist eine Massageform aus Hawaii. „Lomi" bedeutet „drücken, reiben, kneten", die Verdopplung des Wortes ist in der haiwaiianischen Sprache ein Mittel, um seine Bedeutung zu verstärken.

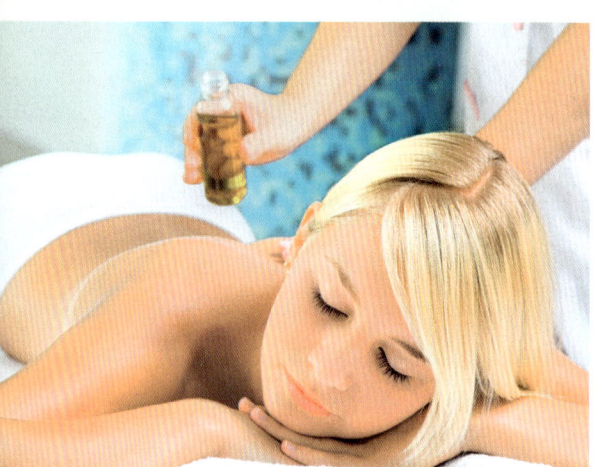

Die Anfänge

Ursprünglich waren die bei Lomi Lomi ausgeführten Bewegungen Bestandteil der Naturheilkunde, sie entwickelten sich im Laufe der Zeit als Tempeltanz jedoch zu einem allgemein verbreiteten kulturellen Ritual. Die Massage war Bestandteil von Priesterweihen und Initiationsriten für neue Lebensabschnitte. Sie sollte Menschen auf körperlicher und seelischer Ebene von Ballast reinigen und für neue Erlebnisse frei machen.

Anwendung

Lomi Lomi wurde dank verschiedenster familiärer Traditionen mit individuellen Massagestilen angewendet, sodass sich sehr unterschiedliche Formen herausgebildet haben. Seit dem 20. Jahrhundert ist Lomi Lomi in Europa als Wellness-Massage bekannt.

Der Masseur arbeitet mit dem ganzen Unterarm. Der Masseur – häufig sind es auch zwei – bearbeitet den Körper rhythmisch mit langen, weichen Bewegungen und mit dem ganzen Unterarm, wodurch die meist zweistündige Massage als gleitend und fließend empfunden wird. Die Behandlung beginnt am Rücken, der bei den Schamanen den Ort für Vergangenes darstellte, und wird am vorderen Körper fortgesetzt, wobei der Bauch als Ort für Gefühle und Erinnerungen angesehen wird. Bei Lomi Lomi wird viel Öl, ursprünglich von der Kukui-Nuss, verwendet, was diesen Effekt noch verstärkt.

Entspannung pur

Manche Menschen vergleichen die Lomi Lomi-Massage mit Meereswellen. Häufig wird die Massage von hawaiianischer Musik begleitet, um das Gefühl von Harmonie noch zu vertiefen. Durch die Variation der Stärkegrade können Verspannungen gelöst werden. In erster Linie dient Lomi Lomi jedoch dazu, das Wohlbefinden der massierten Person zu erhöhen und ihr Zuwendung entgegenzubringen. Der emotionale Aspekt steht hier eindeutig im Vordergrund.

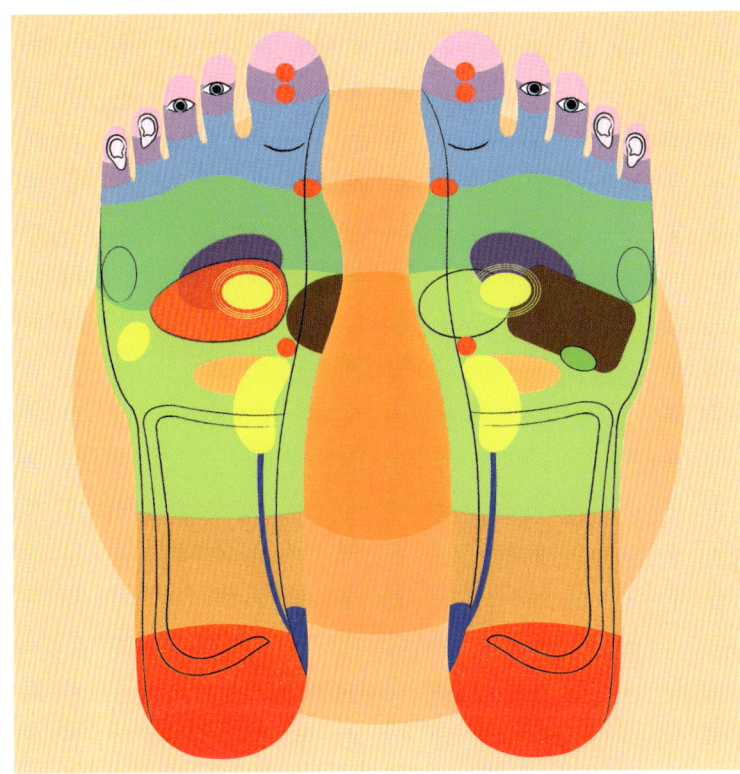

Die Reflexzonentherapeuten sind der Meinung, dass sich über Druck auf die Reflexzone die Durchblutung des entsprechenden Körperbereichs verbessern lässt und gestaute Energien wieder ungehindert fließen können. Ein Betasten der Reflexzonen kann umgekehrt auch Aufschluss darüber geben, wo den Organismus „der Schuh drückt". Wenn eine Reflexzone beim Massieren wehtut, lässt sich daraus schließen, dass es auch dem ihr zugeordneten Körperbereich nicht gutgeht.

Die Reflexzonenmassage eignet sich als Entspannungstechnik und hat den Vorteil, dass sie sich leicht an den eigenen Händen und Füßen durchführen lässt. Man ist hier also nicht auf Hilfe angewiesen.

Reflexzonen können auch selbst massiert werden.

Bindegewebsmassage

Die Bindegewebsmassage ist eine Form der Reflexzonenmassage, die sich speziell die Beziehung zwischen dem unter der Haut liegenden Bindegewebe und inneren Organen zunutze macht. Bei dieser Massageform liegen die Reflexzonen auf dem Rücken. Eine Zone oder ein Segment umfasst die Hautpartien, die von dem gleichen Nervenstrang versorgt werden. Die Nervenfasern im Rücken gehen von der Wirbelsäule aus.

Bei der Bindegewebsmassage wird nicht geknetet.

Ein Segment umfasst von der Wirbelsäule bis zur Haut alle Körperbereiche, die vom gleichen Nervenstrang durchzogen werden. Bei Erkrankung eines inneren Organs entstehen Spannungsunterschiede im Bindegewebe der Unterhaut. Diese können sich in Knötchen und Dellen zeigen. Durch einen Ausgleich dieser Spannung lässt sich auch die ihr zugrunde liegende organische Störung beheben. Die Bindegewebsmassage wird nur mit Fingerkuppen und wenig Druck ausgeführt und ist mehr Zupfen und Schieben als Kneten. Sie wird zur Behandlung von Stoffwechsel- und Durchblutungsstörungen, bestimmten Schmerzen, rheumatischen Erkrankungen und Organleiden eingesetzt. Auch wenn die Bindegewebsmassage professionellen Therapeuten vorbehalten bleibt, lassen sich doch einige Griffe zur Straffung der Haut bei Cellulite einsetzen.

Rolfing

Rolfing ist eine nach der Biochemikerin Ida Rolf benannte Form der Bindegewebsmassage, die unter Einbeziehung der menschlichen Bewegungsabläufe arbeitet. Dabei wird das Bindegewebe eher als Stütze des Körpers verstanden. Wie die Esalen-Methode versteht sich diese Massageform als ganzheitliche Methode, die nicht die Symptome, sondern die Ursachen der Krankheit behandelt. Ziel des Rolfings ist es, Verspannungen zu lösen, die Haltung zu verbessern und zu flüssiger Bewegung zu gelangen.

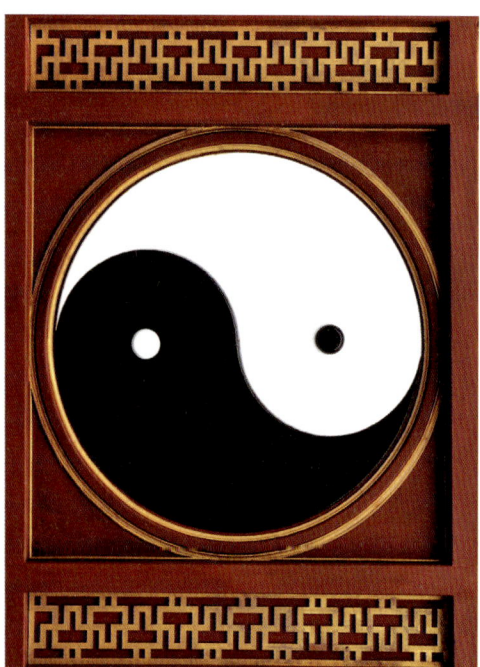

Traditionelle Schulen

Chinesische Massage

Die chinesische Massage taucht auch unter den Bezeichnungen „Tuina" oder „Anmo" auf. Sie basiert, wie die gesamte Traditionelle Chinesische Medizin (TCM) auf der Annahme, dass der Körper von Energiebahnen (Meridianen) durchzogen wird. Ziel der Tuina-Massage ist es, den Körper in einen harmonischen Zustand zu versetzen, sodass das Qi, die universelle Lebensenergie, ihn ungehindert durchströmen kann. Eine weitere Grundlage der chinesischen Massage ist die Vorstellung von der Polarität aller Lebenserscheinungen. Yin und Yang bilden die beiden Seiten derselben Kraft. Sie sind Gegensätze, aber sie ergänzen sich.

Stehen sie im Gleichgewicht zueinander, ist der Mensch gesund; dominiert eine von beiden Kräften, entstehen Beschwerden. Die Massage kann helfen, das Gleichgewicht im verspannten Körper wieder herzustellen.

Die Tuina-Massage umfasst sowohl Griffe der Akupressur als auch großflächige Techniken, wie man sie von der schwedischen Massage kennt. Auch passive Bewegungen gehören dazu. Tuina verbessert die Durchblutung im Körper, wirkt sich positiv auf das Herz-Kreislauf-System aus und lindert Schmerzen. Bei gesunden Menschen kann Tuina das Wohlbefinden steigern und die inneren Abwehrkräfte stärken.

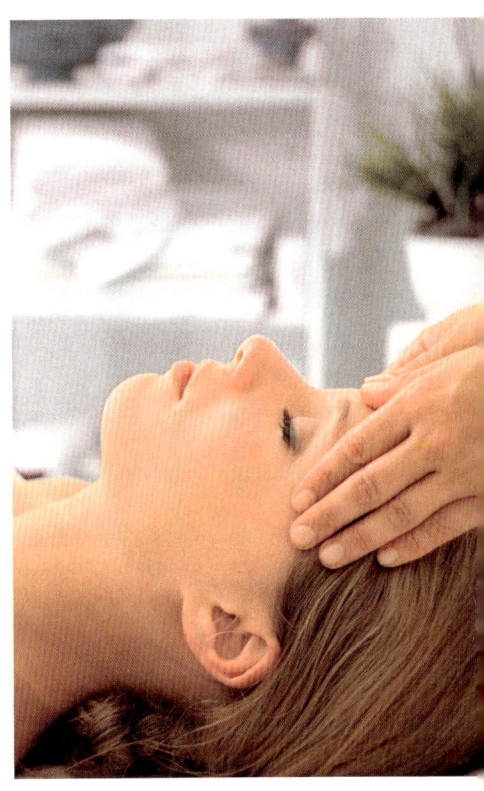

Akupressur und Shiatsu

Akupressur ist eine spezielle Technik der chinesischen Massage, bei der Druck auf bestimmte Punkte der Energie-Meridiane ausgeübt wird. Diese Punkte entsprechen weitgehend denen der Akupunktur. Shiatsu ist die japanische Form der Akupressur. Obwohl der Name „Akupressur" an Akupunktur erinnert und deshalb die Vorstellung eines punktgenauen, feinen Drucks hervorruft, wird bei beiden Formen – sowohl der chinesischen als auch der japanischen – großflächiger Druck, etwa mit dem Ellbogen oder den Knien, eingesetzt. Die Massage wird nicht auf einem Tisch durchgeführt, sondern auf der Erde. Wie Tuina beruhen auch diese beiden Methoden auf der Vorstellung des Qi, das Körper und Kosmos durchströmt. Sind es in China und Japan bestimmte Punkte, an denen der Therapeut ansetzt, so wenden in Europa Akupresseure diese Methode häufig auch an anderen Stellen an, an denen sie Verspannungsknoten spüren. Hat der Masseur einen solchen Punkt ertastet, nähert er sich ihm zunächst mit kreisenden Bewegungen, bevor er mit Daumen, Fingerkuppen oder Ellbogen Druck ausübt. Dieser Druck kann u. U. schmerzhaft sein.

Energiebahnen sollen den Körper durchfließen.

Akupressur wird zur Behandlung von Gelenk-, Muskel- und Kopfschmerzen, Verdauungs-, Schlaf- und Stoffwechselstörungen sowie Kreislauf- und Atemwegserkrankungen eingesetzt. Akupressur und Shiatsu sind relativ leicht zu lernen und eignen sich deshalb gut als Wohlfühlmassage für den „Hausgebrauch". Allerdings sollte man sich vorher eingehend damit beschäftigen und sie als Laie nur bei gesunden Menschen anwenden.

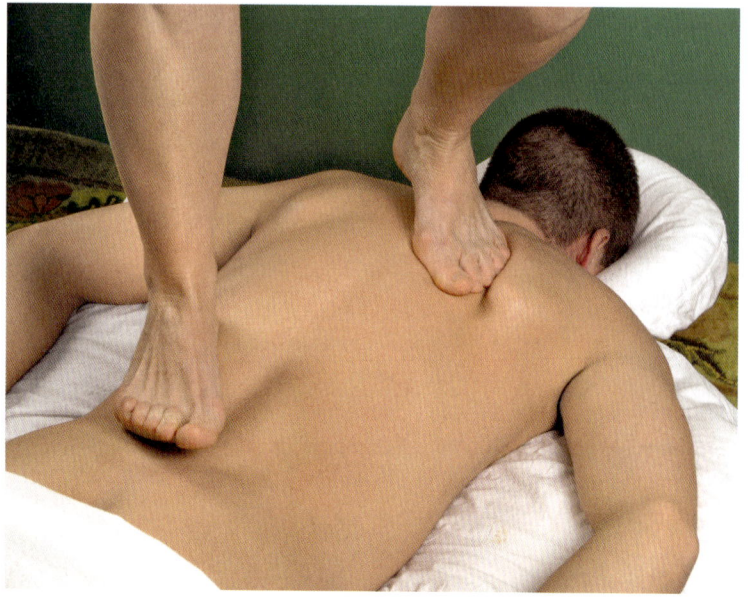

Thai-Massage

Die traditionelle Thai-Massage, auch „Nuad" genannt, stammt aus Indien und kam zusammen mit dem Buddhismus nach Thailand. Sie wurde dort zu den heute typischen Formen weiterentwickelt. Die Thai-Massage basiert auf Energielinien, die im Thailändischen „Sen" heißen, entlang derer gearbeitet wird. Wie die indischen Kathakali-Lehrer tritt der Masseur bei Bedarf seine Patienten im wahrsten Sinne des Wortes mit Füßen. Er setzt auch – darin gleicht er wiederum dem Akupresseur – schon ab und zu die Ellbogen ein, um die Ordnung im Körper wiederherzustellen. Ähnlich wie bei der Krankengymnastik wird die massierte Person dabei auch bewegt. Bei der traditionellen thailändischen Massage bleibt die massierte Person angezogen, dementsprechend wird kein Öl verwendet. Die Behandlung erfolgt wie bei Tuina und Akupressur auf dem Boden.

Bei der Thai-Massage wird kein Öl verwendet.

INFO   Viele Wege führen zum Ziel

Aus den verschiedenen Massagemethoden entstehen immer wieder neue Mischformen. Eine allgemein gültige „beste" Methode gibt es nicht, alle können zu einem besseren Körpergefühl und innerer Ausgeglichenheit beitragen. Bei welcher Massageform er sich am wohlsten fühlt, muss jeder für sich selbst ausprobieren. Man sollte sich oder den Partner nicht zu einer Massageform überreden müssen.

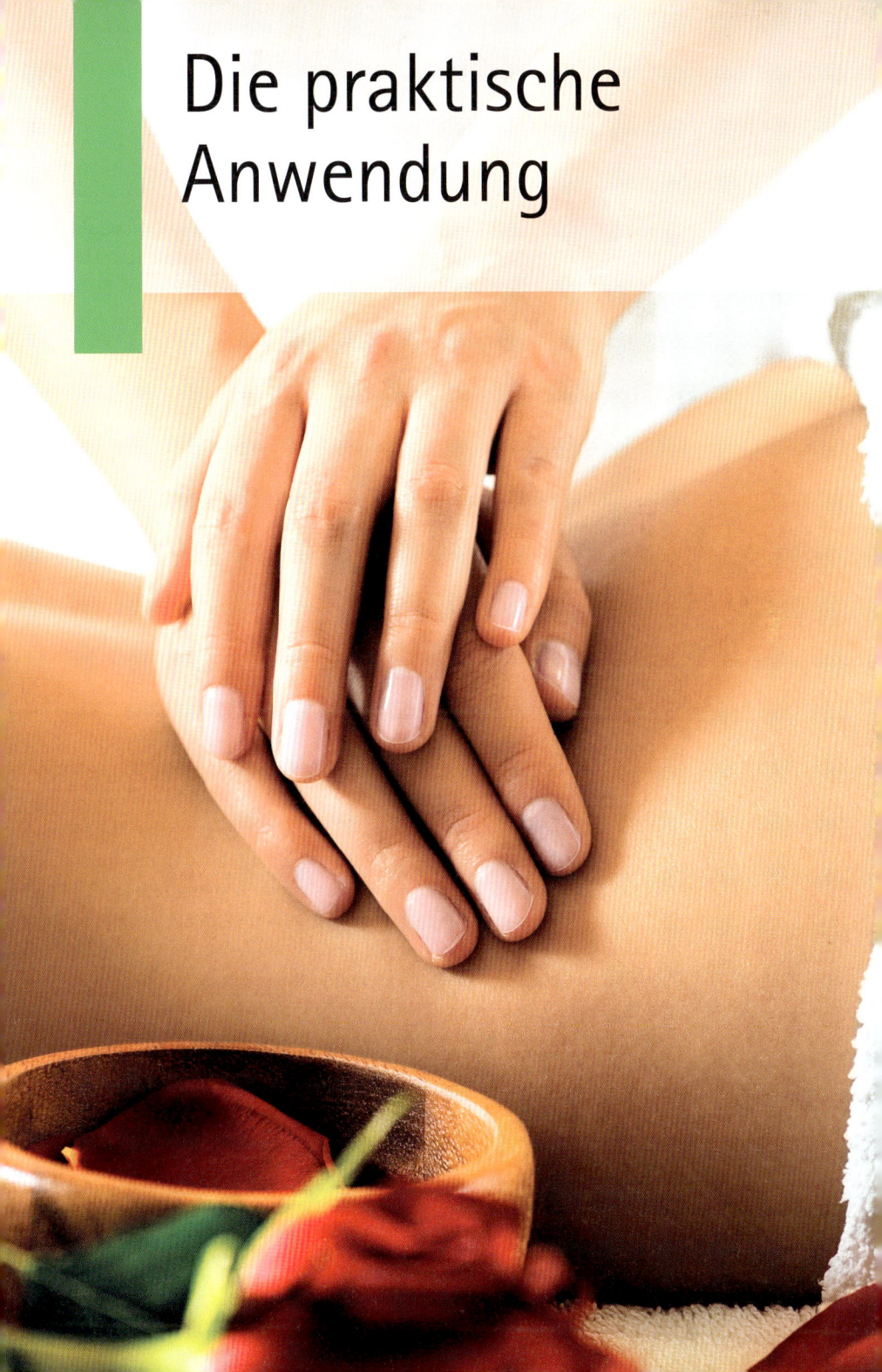

Die praktische Anwendung

Die Vorbereitung

Behaglichkeit schaffen

Ganz wichtig für den Erfolg einer Massage ist die richtige Atmosphäre. Eine Massagesitzung braucht Ruhe, Zeit und Konzentration. Auch kalte Füße und Gänsehaut tragen nicht gerade zum Wohlbefinden bei. Das Zimmer muss so warm sein, dass der massierte Partner nicht friert. Legen Sie zusätzlich kuschelige Decken oder dicke Handtücher bereit, um die Körperteile, die gerade nicht massiert werden, warm zu halten. Manche Menschen mögen bei der Massage Musik oder Raumdüfte. Alles, was den Sinnen guttut, unterstützt die Wirkung der Massage. Alles, was stört oder belastet, sollte während der Zeit der Massage möglichst vor der Tür bleiben.

Eine gute Massage sollte vorbereitet werden.

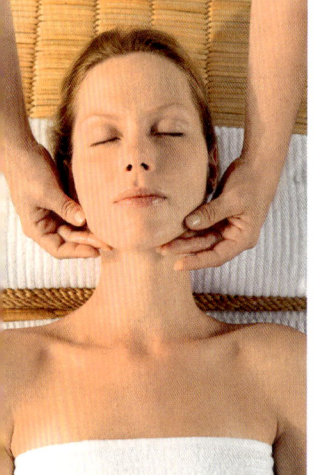

Richtig liegen

Als Unterlage für die Massage eignen sich Gymnastik- oder Isomatten oder eine feste Matratze. Betten sind gewöhnlich zu weich. Wenn Sie keine geeignete Matte haben, können Sie auch zwei gefaltete Decken übereinander auf den Fußboden legen.

Auch ein Tisch mit Decken darauf kann als Unterlage dienen, wenn er ausreichend lang und breit ist. Ein Tisch hat den Vorteil, dass Sie bequem stehen und trotzdem von allen Seiten um Ihren Partner oder Ihre Partnerin herumgehen können. Der Nachteil dabei ist, dass sich die massierte Person vielleicht unwohl fühlt, wenn sie auf einem Tisch liegt, an dem sonst gegessen wird. Der Tisch sollte auf alle Fälle nicht zu hoch sein, damit Sie bei Griffen, die mehr Druck erfordern, Ihr Körpergewicht einsetzen können. Eine Massage gelingt so viel müheloser, als wenn die Kraft nur von den Armen ausgeht. Massieren Sie im Stehen, können Sie durch Beinarbeit Ihr Gewicht auf die massierte Person verlagern, indem Sie bei Bedarf ein bisschen in die Knie gehen oder die Beine spreizen. Wenn Sie im Knien massieren, wechseln Sie ab und zu die Position und legen Sie sich ein Kissen unter die Knie. Lange zu knien kann ermüden und die Gelenke belasten.

Auch für die massierte Person ist eine bequeme Position wichtig, damit die Massage ihre Wirkung voll entfalten kann. Die vier wichtigsten Positionen sind die Bauchlage, die Rückenlage, die Seitenlage und das Sitzen.

TIPP
Schön geschmeidig

Cremen Sie trockene oder raue Hände unbedingt erst ein, bevor Sie mit der Massage beginnen.

Die Hilfsmittel

Bürsten, Rollen & Co.

Bei Partnermassagen werden eigentlich – außer Öl, wenn gewünscht – keine besonderen Hilfsmittel benötigt. Im Haushalt ohnehin vorhandene Kissen, Handtücher und Decken reichen völlig aus. Wer sich selbst etwas Gutes tun will, kann Massagehandschuhe und -gurte, Bürsten oder Luffas (getrocknete Seegurken) zu Hilfe nehmen. Kräftiges Abreiben mit Handschuhen oder Gurt regt die Durchblutung an; Morgenmuffel können so ihren Kreislauf auf Trab bringen. Als Nebeneffekt rubbelt die raue Oberfläche dabei abgestorbene Hautschuppen ab – das ist das reinste Ganzkörperpeeling.

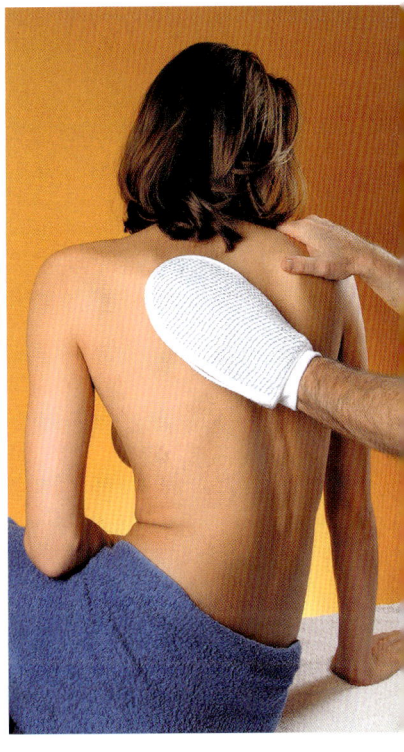

Mit langstieligen Bürsten, Holzrollen oder Sisalgurten gelangt man auch an den eigenen Rücken. Für die Massage von Händen und Füßen eignen sich sogenannte Igelbälle, die man in der Handfläche oder mit der Fußsohle hin- und herrollt. Das verbessert die Beweglichkeit und regt die Muskelspannung an. Massagerollen für die Füße können durch die Stimulation der Fußreflexzonen müden Beinen vorbeugen. Die Rollen lassen sich problemlos unter den Schreibtisch oder vor den Fernsehsessel stellen, sodass die Fußsohlen ganz nebenbei massiert werden können.

Öle

Die Massage an sich kann ohne Öl durchgeführt werden. Um die Haut zu schonen, empfiehlt sich jedoch, Öle oder Lotions zu verwenden. Die Bewegungen werden i.d.R. vom Massierten als geschmeidiger empfunden, wenn seine Haut mit Öl eingerieben wird. Bei Ungeübten hilft Öl, unbeabsichtigtes Zwicken und Kneifen zu vermeiden. Bei starker Körperbehaarung ist auf alle Fälle Öl angesagt, sonst kann die Massage heftig ziepen – von Wohlbehagen wäre das weit entfernt. Es gibt fertige Massageöle im Handel. Gewöhnliche Pflanzenöle tun es aber auch. Um die gewünschte Konsistenz zu erhalten, können Sie auch verschiedene Öle mischen.

Das Öl kann individuell gemixt werden.

Das Öl sollte so beschaffen sein, dass es leicht einzieht. Je nach Hauttyp eignen sich mehr oder weniger fette Öle: Trockene Haut verträgt etwas schwerere Öle wie Mandel-, Weizenkeim- und Nachtkerzenöl, zu fettiger Haut passen Avocado- und Traubenkernöl. Geben Sie das Öl nicht direkt auf die Haut, sondern reiben Sie es vorher zwischen den Handflächen, um es auf Körpertemperatur zu erwärmen.

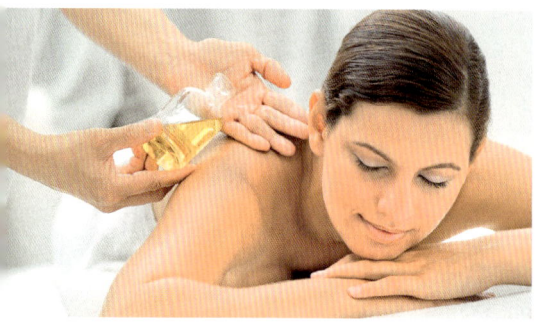

Mit den Massagebewegungen wird es dann nach und nach auf die Haut aufgetragen. Für die Menge gilt: Weniger ist mehr! Die Haut darf nicht so fettig sein, dass Ihre Hände regelrecht abrutschen. Das Öl sollte so bemessen werden, dass Sie einzelne Muskelgruppen noch gut greifen können, aber die Haut Ihres Partners oder Ihrer Partnerin dabei nicht unangenehm brennt.

TIPP — Aromatisch

Unterstützen Sie die anregende Wirkung der Massage durch eine entsprechende Atmosphäre. Beduften Sie den Raum mit einem frischen Aroma wie Zitrone, Flieder, Hyazinthe oder Zeder. Wenn Sie mit Öl massieren möchten, wählen Sie Zitrusöle, Zeder, Eukalyptus oder Rosmarin und verwenden Sie dann für den Raum dieselben Aromen.

Die Grundgriffe

Eine Massage ist mehr als ein bloßes Kneten. Die Massagesitzung lässt sich mithilfe unterschiedlicher Grifftechniken aufbauen wie eine Komposition in der Musik: mit Einführung, Vertiefung, Variationen und Ausklang.

Halten Sie stets Körperkontakt!

- Ganz wichtig dabei ist, dass Sie den Körperkontakt beim Massieren niemals unterbrechen!
- Stellen Sie am besten alles, was Sie für die Massage brauchen, wie Handtücher und Öl, in Reichweite, sodass Sie immer mit mindestens einer Hand den Kontakt aufrechterhalten können.
- Gearbeitet wird i.d.R. in Richtung Herz, d.h., man fängt mit den herzfernen Muskeln an und arbeitet sich zur Körpermitte vor. Von dieser Regel kann auch abgewichen werden.

TIPP — Selbstexperiment

Probieren Sie die Massagegriffe entweder am Partner oder an sich selbst aus, bevor Sie mit der Massage beginnen. So stellen Sie fest, wie sich die Griffe anfühlen, wie viel Druck Sie ausüben können und wann Sie das Gefühl haben, dass es unangenehm wird.

Streichen (Effleurage)

Streichende Bewegungen bilden Anfang und Ende einer Massagesitzung sowie die Überleitung bei einem Wechsel der Grifftechnik während der Massage. Leichte, großflächige Streichungen mit der flachen Hand stimmen Körper und Geist auf die Massage ein und lassen die Sitzung sanft ausklingen. Sie dienen auch der Kontaktaufnahme und Verabschiedung zwischen Masseur und Partner. Streichungen wärmen den Körper an, helfen, das Öl gleichmäßig zu verteilen, und bereiten die Muskeln für die nachfolgenden tiefer gehenden Griffe vor.

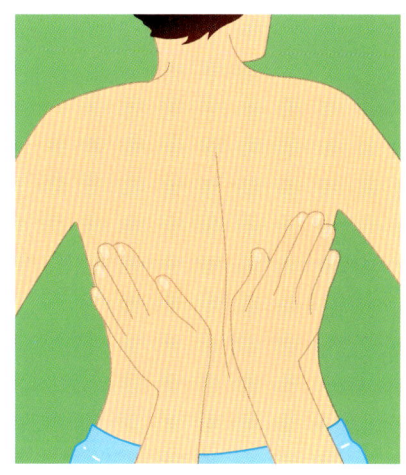

Kräftigere Streichungen helfen Ihnen, Verspannungen bei Ihrem Partner besser zu spüren, um sie später gezielt zu behandeln. Streichungen folgen den Körperkonturen und können auch mit den Fingern oder den Knöcheln ausgeführt werden. Der mit dieser Technik erzeugte, mehr punktuelle als flächige Druck leitet über zu Reibungen, die tiefer ins Gewebe eingreifen.

Reiben (Friktionen)

Reibungen ähneln den Streichungen, werden aber mit stärkerem Druck ausgeführt. Sie können wie Streichungen mit der ganzen Hand erfolgen, oder – um ganz gezielt bestimmte Muskelgruppen zu bearbeiten – mit den Fingerspitzen oder den Handballen.

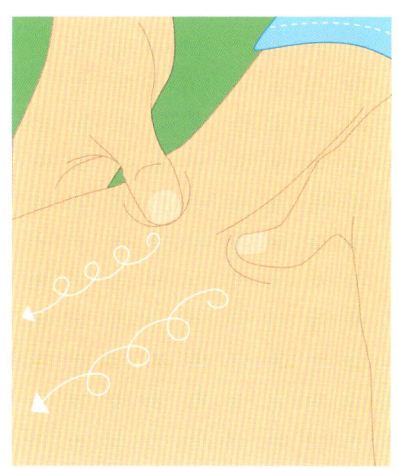

Eine besondere Form des Reibens ist das Zirkeln. Dabei wird mit Daumen, Zeige- oder Mittelfinger eine kleine Stelle des Gewebes kreisförmig gerieben. Beim Reiben mit den Handflächen können Sie auch die Haut „verschieben", d.h., zwei Hautpartien werden gegen- und übereinander gedrückt. Die Hautverschiebung löst dann Verklebungen im Gewebe und strafft es.

Endlich wieder entspannt

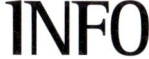

Reibungen wirken auf tiefer liegende Gewebeschichten. Sie lösen harte Muskelknoten und reinigen Venen und Lymphgefäße.

Kneten (Pétrissage)

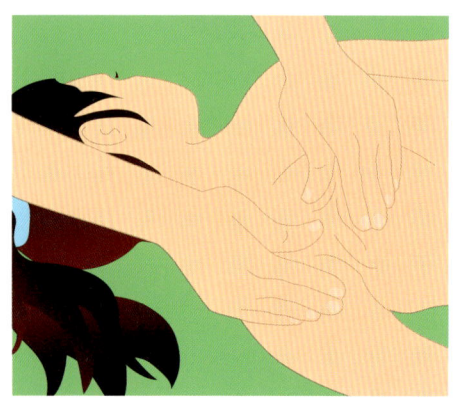

Kneten ist wohl die Technik, an die jeder sofort denkt, wenn er das Wort „Massage" hört. Es ist eine sehr effektive Methode, v. a. große und gut spürbare Muskeln, wie etwa an Waden oder Po, zu lockern. Kneten regt die Durchblutung stark an, das gesamte Gewebe wird kräftig „durchgewalkt". Gewöhnlich werden die Muskeln quer geknetet, gut fühlbare Muskeln können auch in Längsrichtung massiert werden. Eine intensive Behandlung einzelner Muskelstränge erzielen Sie, indem Sie nur mit Daumen und Fingern kneten.

Da Sie beim Kneten möglicherweise recht viel Kraft aufwenden, ist es besonders wichtig, dass Ihre Partnerin oder Ihr Partner stabil und bequem liegt. Nach dem Kneten wird dann eine Effleurage durchgeführt, um die Muskeln zu entspannen und den Kreislauf anzuregen, damit die durch das Kneten gelösten Giftstoffe später besser ausgeschieden werden.

Klopfen (Tapotement)

Geklopft wird mit der locker zur Faust geschlossenen Hand. Die Handkanten trommeln aus dem Handgelenk heraus auf den Körper des Partners. Unterformen der Klopftechnik sind Klatschen und Hacken. Sämtliche Klopftechniken wirken sehr stimulierend, sie eignen sich gut gegen Ende der Massagesitzung, wenn der Körper schon entspannt ist.

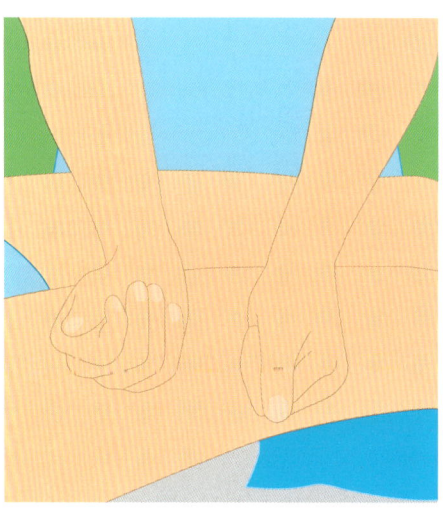

Sie sollten nicht zu lange angewendet werden, weil sie die Hände leicht ermüden und die Bewegungen dann verkrampfen. Beim Klatschen werden die Hände leicht gewölbt, die Finger dabei dicht nebeneinander gelegt. Es klatscht also nicht die ganze Hand, sondern nur Unterkante und Fingerspitzen. Wie beim Klopfen erfolgt die Bewegung locker aus dem Handgelenk heraus, das nah am Körper des Massierten bleibt. Hacken geschieht mit den Kleinfingerkanten der Hand. Die Bewegungen sind schnell und energisch. Es empfiehlt sich, klopfen, klatschen und hacken auf einer Tischplatte oder dem Sofa etwas zu üben, bevor Sie sich an das „lebende Objekt" heranwagen.

Klopftechniken eignen sich gut zur Massage von Rücken, Po, Beinen und Armen. Sie dürfen aber niemals auf Knochen, etwa auf der Wirbelsäule, ausgeführt werden. Auch auf empfindlichen Körperstellen wie Bauch, Brust, Kopf und Nacken sowie bei Krampfadern darf nicht geklopft, gehackt oder geklatscht werden.

INFO

Fit durch Klopfen

Das Klopfen regt die Durchblutung der tief sitzenden Muskeln an, es wirkt insgesamt erfrischend und belebt die Nerven. Auf den Oberschenkeln und am Po können Klopftechniken Cellulite und Fettpölsterchen abbauen.

Von Kopf bis Fuß verwöhnen – Ganzkörpermassage

Im Folgenden wird eine umfassende Partnermassage beschrieben. Sie dauert ungefähr eine Stunde. Selbstverständlich können Sie Teile davon weglassen und andere dafür öfter wiederholen – die Massage dient schließlich in erster Linie dazu, die Partnerin oder den Partner zu verwöhnen, nicht dazu, eine bestimmte medizinische Wirkung zu erzielen. Die Anleitungen sollen lediglich Anregungen zum Selbstprobieren geben. Faustregel für den Anfang: Wiederholen Sie jeden der beschriebenen Griffe sechs- bis siebenmal.

Die medizinische Wirkung rückt in den Hintergrund.

Die hier vorgestellte Ganzkörpermassage bildet einen Kreis:

- Die Massage beginnt mit der hinteren Körperseite. Sie arbeiten diese Seite von oben nach unten, also vom Nacken bis zu den Füßen, gründlich durch.
- Ihre Partnerin oder Ihr Partner dreht sich um, und Sie setzen die Massage dann in entgegengesetzter Richtung bis zum Kopf fort. Den Abschluss des Zyklus bildet eine Gesichtsmassage. Ein anderer Kreis könnte von Fuß zu Fuß reichen und anschließend in einer entspannenden Fußmassage ausklingen.
- Jede Teilmassage beginnt mit dem Öffnen derjenigen Körperpartie, die massiert werden soll, und schließt mit ihrem Ausstreichen.
- Geöffnet wird mit einer lang gezogenen Effleurage, mit der Sie gleichzeitig auch das Öl verteilen, falls Sie mit Öl arbeiten. Mit einer sanften Effleurage streichen Sie auch aus.

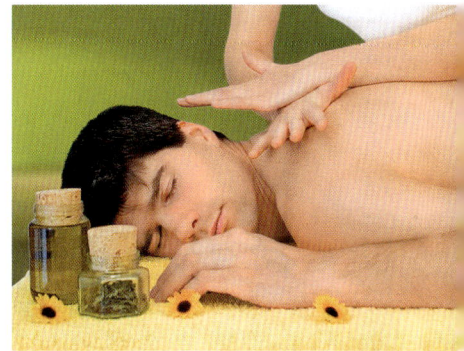

⍟ Manche Menschen mögen es nicht, auf der Vorderseite des Körpers massiert zu werden, weil sie es als Verletzung ihrer Intimsphäre empfinden. In diesem Fall sollten Sie es beim Rücken belassen. Warum nicht stattdessen die Technik der Gesichtsmassage verfeinern? Oder sich eingehender mit den Reflexzonen beschäftigen?

Massage der Körperrückseite

Nehmen Sie sanft Kontakt auf. Nehmen Sie im ersten Schritt Kontakt zu Ihrem Partner auf. Dies geschieht, indem Sie beide Hände sanft auf seinen Rücken legen und dann mit langen Streichbewegungen das zuvor auf der Handfläche verriebene, warme Öl auftragen.

Einstimmen und streichen

⍟ Die Kontaktaufnahme erlaubt es Ihnen, sich mit dem Körper des Partners vertraut zu machen und sich selbst innerlich auf die nun folgende Massage einzustimmen.

⍟ Anschließend streichen Sie mit langen Bewegungen zwei Minuten lang über den ganzen Rücken. Folgen Sie dabei immer den Konturen des Körpers Ihres Partners.

TIPP Lieber vorsichtig

Bei Rücken- oder Kreuzschmerzen sollten Sie keine Knetgriffe anwenden!

Die langen Rückenmuskeln

⍟ Anschließend bearbeiten Sie die langen Muskeln des Rückens intensiver. Legen Sie dafür zunächst einmal beide Hände mit den Fingern nach unten auf die Schultern.

⍟ Beginnen Sie dann, mit einer Hand mit kräftigem Druck den Rücken hinunterzustreichen, bis Sie am Po ankommen.

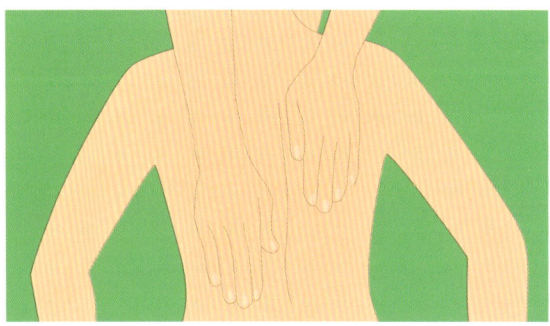

⍟ Ziehen Sie mit Ihrer Hand einen Halbkreis über der Hüfte und streichen Sie wieder nach oben. Gleichzeitig beginnen Sie mit der anderen Hand auf der gegenüberliegenden Seite der Wirbelsäule die Abwärtsbewegung. Die Hände ähneln bei dieser Bewegung den Gewichten einer Uhr.

Zum Schluss hacken Sie etwa eine halbe Minute mit den Handkanten über den ganzen Rücken, besonders Seiten und Schulterblätter. Die Wirbelsäule darf dabei nicht gehackt werden! Fangen Sie langsam an und steigern Sie allmählich das Tempo. Wichtig ist, dass das Hacken rhythmisch bleibt, also lieber langsamer hacken als aus dem Takt kommen.

Alles fließt

INFO

Lang gezogene Streichbewegungen bilden den Ausklang einer jeden Teilmassage und gleichzeitig den Übergang zur nächsten. Sie stellen den Fluss vom Teil zum Ganzen her.

Daumendruckmassage

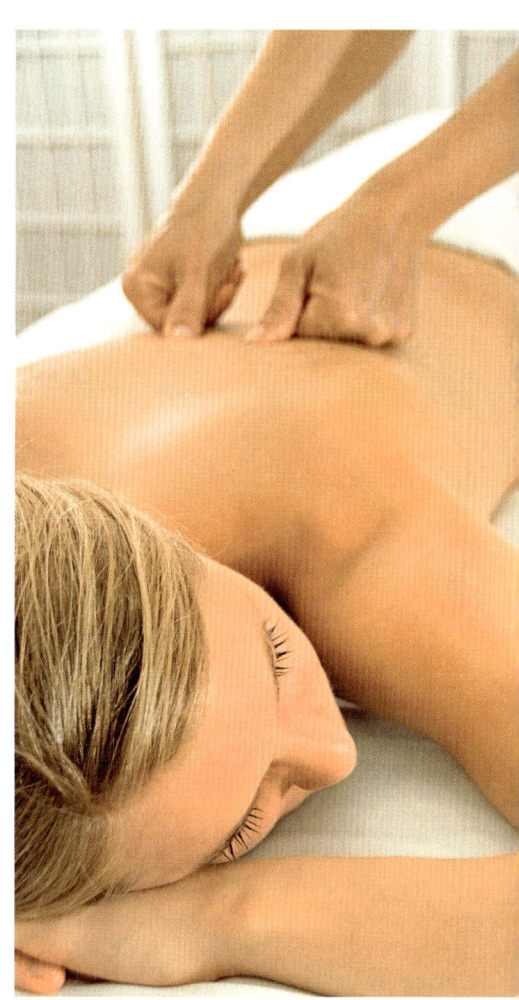

Sehr wohltuend und belebend wirkt eine Daumendruckmassage, die Sie entlang der Wirbelsäule ausführen. Dabei bewegen sich die Daumen mit kräftigem Druck in ganz kleinen kreisförmigen Bewegungen entlang der einzelnen Wirbel.

Auf die Wirbelsäule selbst darf dabei jedoch auf keinen Fall Druck ausgeübt werden. Eine Faustregel für den richtigen Abstand zu den Wirbeln sind zwei Fingerbreiten.

Bei der Bewegung von der Wirbelsäule weg verstärken Sie den Druck Ihrer Daumen, bei der Hinbewegung nehmen Sie ihn weg.

Der Schulterbereich

Großflächiges Kneten

Nachdem die langen Muskeln gelockert wurden, kommen Schultern, Nacken und die muskulösen Teile des Rückens an die Reihe. Kneten Sie zunächst die Schultern um das Schulterblatt herum, die Seitenpartien von den unteren Rippen aufwärts zum Unterarm und wieder zurück.

Empfindet der Massierte das Kneten der Seitenpartien als unangenehm, so hilft es, seinen Ellbogen weiter an den Brustkorb zu schieben.

Intensivere Griffe

- Zur tiefer gehenden Massage der Schulter reiben Sie die Schulterblätter mit kräftigen, kreisförmigen Bewegungen der ganzen Hand.
- Am unteren Rand des Schulterblattes drückt die Hand dabei das Gewebe leicht nach innen.
- Nachdem Sie diese großflächige Reibung mehrere Male wiederholt haben, nehmen Sie sich kleine Gewebepartien vor und pressen sie nur mit den Fingerspitzen. Arbeiten Sie sich so in kleinen Kreisen mehrere Male durch beide Schulterblätter. Um den Druck zu vertiefen, können Sie eine Hand unter die Schulter des Partners legen, um sie festzuhalten.

Pressen Sie kleine Partien mit den Fingerspitzen.

TIPP — Verspannungen lösen

Wenn Sie irgendwo Verspannungsknötchen spüren, nehmen Sie ganz kleine Gewebepartien zwischen Daumen und Zeigefinger und reiben Sie diese dann kreisförmig.

- Massieren Sie die gesamte Schulter auch noch kurz (etwa eine halbe Minute) mit den Fingerknöcheln. Dabei klopfen Sie aber nicht, sondern pressen das Gewebe: Die locker zur Faust geschlossenen Hände zeigen mit der Innenfläche nach unten, die Knöchel pressen dann nacheinander das Gewebe.
- Drehen Sie die Hand anschließend um und ziehen Sie die Fingerknöchel wie einen Rechen kräftig über die Schulterblätter.

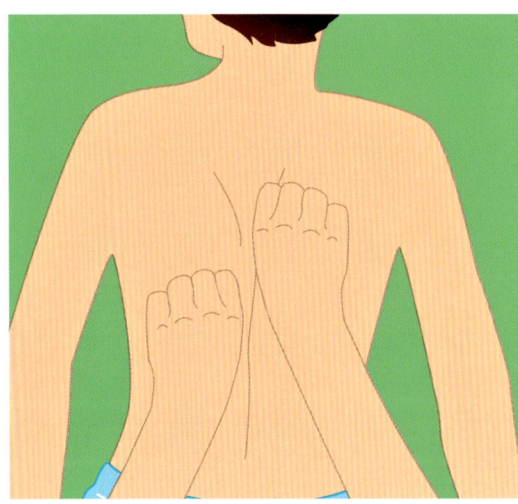

Der Nacken

- Streichen Sie Nacken und Hals mit den Handballen unter leichtem Druck nach unten und zur Seite bis zu den Armen, um die Muskulatur zu glätten.
- Zum Kneten setzen Sie Zeigefinger und Daumen an der Schulter des Partners an und bearbeiten den Nacken, den Druck sanft erhöhend, bis zum Haaransatz.
- Streichen Sie Schultern und Rücken dann auch wieder mit langen Bewegungen sanft aus.

Kreuz und Po

Streichungen

◗ Stellen oder setzen Sie sich neben den Partner und setzen Sie die Hände mit abgespreizten Daumen links und rechts des Kreuzbeins an. Die Daumen zeigen dabei zum Kreuzbein.

◗ Streichen Sie mit den Daumen vom Kreuzbein weg nach außen und an der Außenseite des Pos entlang zu den Oberschenkeln. Üben Sie mit den Fingern dabei einen leichten Gegendruck nach innen aus.

◗ Vom Ansatz der Oberschenkel aus streichen Ihre Daumen dann wieder hoch zum Kreuzbein. Sie können die Bewegung auch nur mit einer Hand durchführen. Dabei massieren Sie mit Ihrer linken Hand die linke Pohälfte und danach mit der rechten Hand die rechte. Die nicht beschäftigte Hand liegt dabei auf der entsprechenden Pohälfte auf.

Sie können auch mit einer Hand streichen.

Tiefenmassage

◗ Die Pobacken können tief geknetet werden. Der Po ist einer der größten Muskeln des Körpers und verträgt etwas Druck. Legen Sie beide Hände seitlich des Gesäßes an und kneten Sie die einzelnen Muskelpartien kräftig durch.

◗ Dann reiben Sie mit den fast senkrecht zum Po gestellten Fingern das Gewebe. Die Finger einer Hand führen dabei die Reibungen durch, die andere Hand liegt währenddessen auf der arbeitenden, um sie durch ihr Gewicht zu unterstützen.

◗ Am einfachsten gelingt die Pomassage, wenn Sie die ihnen abgewandte Pohälfte massieren und sich dann auf die andere Seite des Partners setzen, um die andere Hälfte zu bearbeiten.

◗ Zum Abschluss lockern Sie die Gesäßmuskeln des Massierten mit schüttelnden Bewegungen.

Die Beine

◗ Eine Massage der Beine darf bei der Ganzkörpermassage nicht fehlen. Sie unterstützt den Rückfluss von Blut und Lymphe zum Herz, entwässert und macht müde Beine wieder richtig munter. Massieren Sie erst ein Bein fertig und beginnen Sie dann mit dem anderen. Wechseln Sie nicht hin und her.

◗ Für die Beinmassage setzen Sie sich zwischen oder neben die Füße des Partners. Beginnen Sie wie beim Rücken mit dem sanften Einreiben mit dem Öl.

◗ Um den Partner schön warm zu halten, bedecken Sie seinen Rücken und die Arme mit einem dicken Badehandtuch oder mit einer Decke.

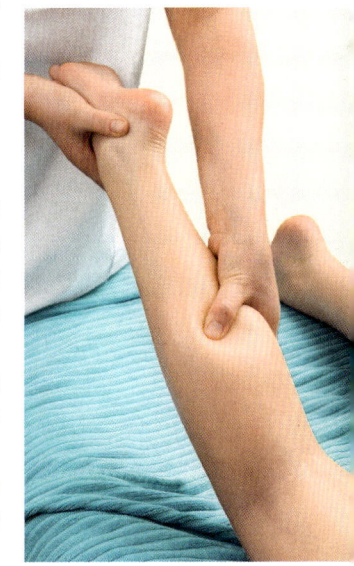

Kräuterstempel-Massage

Bei dieser beliebten Massageform werden sogenannte Kräuterstempel, das sind kleine, mit Heilkräutern gefüllte und zu Säckchen geformten Leinen-, Baumwoll- oder Seidentücher, angewendet.

Ursprünge

Diese Massage-form kommt aus Asien. Die Wurzeln der Kräuterstempel-Massage liegen in Asien, wo sie sich schon früher v. a. in Indien und Thailand im Rahmen der Ayurveda-Massage großer Beliebtheit erfreute. Massagen mit warmen Kräuterbeuteln und Öl sind typische Behandlungsmethoden des Ayurveda und werden insbesondere bei Kuren und zur Linderung von Beschwerden, z. B. Schmerzen in Gliedmaßen, eingesetzt. Auch im Rahmen der Thai Massage (s. S. 20) ist die Behandlung von mit Wasserdampf erwärmten Kräutersäckchen eine sehr beliebte Tradition.

Heilende Wirkung

Entsprechend des ganzheitlichen Menschenbildes des Ayurveda (s. S. 8) soll eine Kräuterstempel-Massage nicht nur beruhigend wirken, sondern den gesamten Organismus von Blockaden und Beschwerden befreien. Durch die Mischung aus Heilkräutern, Wärme und Aromen werden Selbstheilungskräfte im Körper angeregt, die Durchblutung gefördert, das Immunsystem gestärkt und Haut sowie Gewebe dynamisiert und gepflegt. Gleichzeitig wird der Stoffwechsel angeregt, die Nerven und Muskeln werden entkrampft und der gesamte Körper entschlackt und entgiftet.

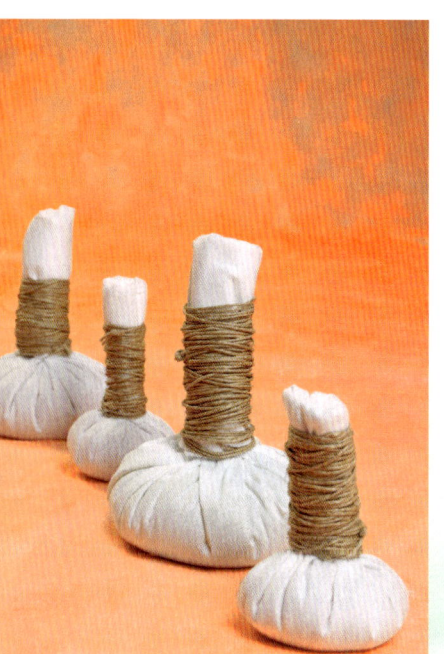

Anwendung

Die Kräuterstempel-Massage ist durch den Mix aus den gewohnten Massagegriffen und Stempel-Bewegungen häufig etwas zeitintensiver. Die Stempel werden in warmen Ölen oder über Wasserdampf – auch zwischendurch – erwärmt. Das Auflegen der warmen Säckchen an verspannten Stellen löst kurzzeitig einen starken Wärmereiz aus, der dann wieder von einfachen Massagegriffen abgelöst wird. Nicht zuletzt bewirkt aber das Eindringen der Wirkstoffe über die Haut eine energetische Anregung des gesamten Körpers und die Aufnahme der wunderbaren Düfte ist eine besonders sinnliche und wohltuende Erfahrung.

Vorsicht bei Krampfadern

TIPP

Bei Krampfadern dürfen Sie die Beine nicht massieren! Üben Sie auf gar keinen Fall Druck auf die Kniekehlen aus, denn dort verlaufen empfindliche Lymphbahnen!

Streichen in Längsrichtung

🌢 Wenn das Öl die Haut geschmeidig gemacht hat, streichen Sie kräftig mit der rechten Hand an der Innenseite des linken Beines von der Ferse über Waden und Kniekehlen bis zum Poansatz hoch. Ihre linke Hand stützt das Bein an der Außenseite ab, folgt aber der Aufwärtsbewegung der rechten.

Die linke Hand unterstützt die rechte.

🌢 Am Poansatz angekommen übernimmt die linke Hand und streicht an der Außenseite des Beines nach unten zur Ferse, während die rechte das Bein an der Innenseite stützt.

🌢 Bei der Massage des rechten Beines tauschen die Hände die Rollen.

Streichen in Querrichtung

🌢 Legen Sie beide Hände über den Knöchel, sodass Ihre Hände versetzt zueinander liegen, die Finger zeigen in die Mitte.

🌢 Streichen Sie dann mit beiden Händen unter leichtem Druck nach oben zum Poansatz. Auf Wade und Oberschenkel können Sie so stark drücken, dass auf den großen Muskeln eine Delle entsteht.

🌢 Über die Kniekehle streichen Sie nur sanft. Am Poansatz angekommen zieht die außen liegende Hand einen Bogen über Po und Hüften, die innere Hand ruht so lange und stützt das Bein an der Innenseite des Oberschenkels ab. Liegen am Ende dieser Bewegung beide Hände wieder parallel zueinander, streichen Sie beinabwärts zur Ferse zurück.

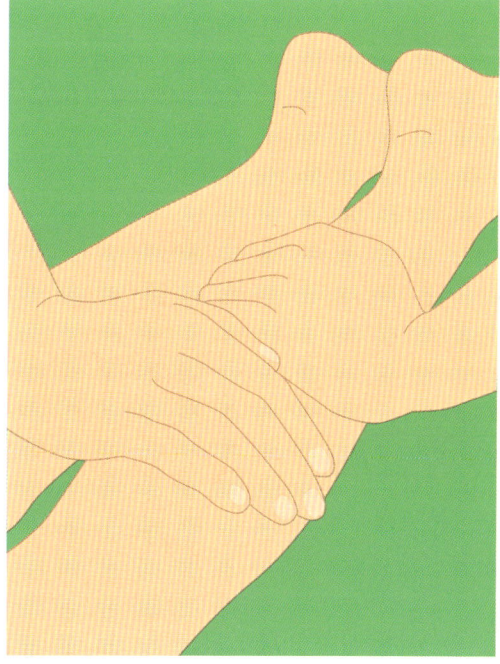

🌢 An der Ferse angekommen nehmen Sie den Fuß zwischen Ihre Hände und streichen über beide Seiten des Fußes.

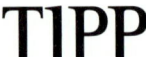

TIPP Mit Daumen und Handballen

Sie können hier auch mit Daumen und Handballen massieren, ausgehend von den Füßen in Richtung Hüfte.

Kneten

- Nachdem Sie das Bein gelockert und entwässert haben, können Sie zu knetenden Griffen übergehen. Kneten und Wringen haben eine ungemein belebende Wirkung auf die Beine. Da auf der Rückseite des Beines keine Knochen liegen, können Sie das Gewebe getrost nach allen Seiten kräftig durchkneten.
- Zum Wringen nehmen Sie eine Muskelpartie zwischen Ihre Hände und drehen sie leicht hin und her.
- Auch wenn Knetgriffe und Wringen guttun und auf Waden und Oberschenkeln keinen Schaden anrichten, übertreiben Sie es nicht. Diese Technik kann sowohl Sie als auch den Partner ermüden – womit der belebende Effekt gleich wieder dahin wäre.

Massage der Körpervorderseite

Bitten Sie den Partner, sich auf den Rücken zu drehen. Legen Sie ein Kissen unter seine Kniekehlen und decken Sie den Oberkörper warm zu.

Die Beine

Das Öl sollte angewärmt sein.

- Setzen Sie sich zwischen die Füße des Partners und verteilen Sie das angewärmte Öl mit langen, streichenden Bewegungen auf seinen Beinen. Sie können dabei entweder in Längsbewegungen von den Füßen zu den Oberschenkeln streichen oder sich in Querbewegungen „hocharbeiten". Dabei liegen die Hände wieder versetzt zueinander, die Finger zeigen jeweils nach innen.
- Wenn Sie die Innenseiten der Schenkel behandeln, sollten Sie grundsätzlich einen – im wahrsten Sinne des Wortes – respektvollen Abstand zum Intimbereich des Massierten einhalten.

Öffnen

- Zum Einstimmen streichen Sie fließend über das gesamte Bein wie bei der Massage der Körperrückseite.
- Bevor Sie die Massage des ersten Beines beginnen, können Sie durch passive Bewegungen die Knöchelgelenke lockern. Nehmen Sie dafür den Unterschenkel in eine Hand, umfassen Sie mit der anderen den Fuß und drehen Sie ihn drei- bis viermal hin und her.

Der Fuß

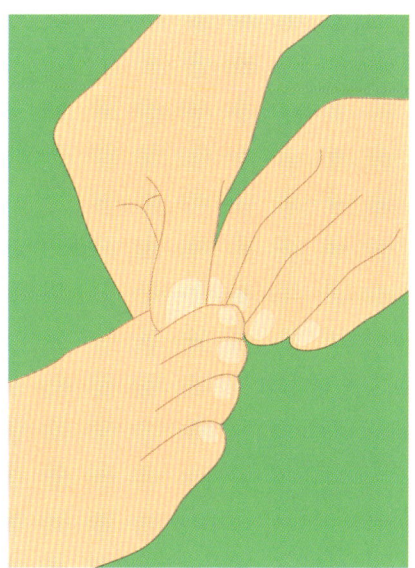

🔸 Umfassen Sie mit einer Hand die Unterseite des Fußes. Mit den Fingern der anderen Hand streichen Sie kräftig die Oberseite des Fußes von den Zehen aus in Richtung Knöchel.

🔸 Öffnen Sie den Fuß, indem Sie beide Hände unter die Fußsohle und die Daumen auf die Oberseite des Fußes legen. Drücken Sie dann mit den Fingern die Fußsohle nach oben, während gleichzeitig die Daumen den Fuß seitlich nach unten biegen.

🔸 Um die Zehen zu lockern, nehmen Sie jeden Zeh einzeln zwischen Daumen und Zeigefinger und streichen ihn an den Seiten vom Nagel aus bis zum Ansatz. Sie können die Zehen auch einzeln hin und her und von oben nach unten bewegen. Am Ansatz zum Fuß wringen Sie das Gewebe der Zehen mit beiden Daumen.

🔸 Mit kleinen Knetgriffen zwischen Daumen und Fingern lockern Sie dann die Seite des Fußes. Beginnen Sie an den Zehen und kneten Sie an der Innenseite entlang bis zur Ferse. Wiederholen Sie das Gleiche auf der Außenseite des Fußes.

🔸 Streichen Sie zum Abschluss die gesamte Fußoberseite in Richtung Knöchel aus.

Dehnung

🔸 Bevor Sie die einzelnen Partien des Beins bearbeiten, dehnen Sie es in seiner ganzen Länge. Für diesen Griff müssen Sie wieder eine sehr stabile Position einnehmen. Wenn der Massierte auf einem Tisch liegt, stellen Sie sich etwas breitbeinig vor seine Füße, wenn Sie auf der Erde massieren, spreizen Sie die Knie auseinander.

Zu Beginn sollte das Bein gedehnt werden.

🔸 Greifen Sie den Fuß des Partners mit einer Hand an der Ferse, mit der anderen am Spann.

🔸 Lehnen Sie sich dann langsam zurück, bis Ihre Arme ausgestreckt sind, und ziehen Sie den Fuß vorsichtig zu sich. Schütteln Sie dabei das Bein leicht. Ziehen Sie aber nicht so fest, dass der Massierte wegrutscht. Das Bein wird gerade so gestreckt, dass Sie es noch schütteln können.

🔸 Gehen Sie wieder vor, legen Sie den Fuß sanft ab und beginnen Sie von vorn. Dieser Griff lockert die Hüft-, Knie- und Knöchelgelenke. Er sollte aber nicht zu oft wiederholt werden, sonst kann es zu Überdehnungen kommen. Zwei- bis dreimal genügt.

Der Unterschenkel

◉ Winkeln Sie das Bein so an, dass ihre Fußsohle auf der Unterlage steht.

◉ Streichen Sie dann mit den Handballen kräftig die Außenseite des Unterschenkels vom Knöchel bis zum Knie. Nach den gleichmäßigen Streichungen können Sie die gleiche Bewegung noch zwei-, dreimal machen, dabei aber mit den Handballen „ruckeln". So erreichen Sie auch tiefere Gewebsschichten.

◉ Legen Sie das Bein wieder gerade auf die Unterlage und streichen Sie mit den Fingern zu beiden Seiten des Schienbeins in Richtung Knie. Mit leichtem Streichen über die Waden bringen Sie Ihre Hände wieder an die Ausgangsposition am Knöchel, um die Bewegung zu wiederholen.

Die Kniescheibe

Vorsicht an der Kniescheibe!

◉ Wie alle Knochen und Gelenke im Körper verträgt die Kniescheibe keinen direkten Druck. Lockern Sie sie, indem Sie kreisförmig um das Knie herumstreichen.

◉ Umfassen Sie das Knie am Oberschenkel, und zwar so, dass Ihre Daumen sich leicht überlappend gegenüberliegen.

◉ Die Daumen streichen dann in einem Kreis um die Kniescheibe herum. Sie können auch die Handballen auf die Kniescheibe legen und die Ballen leicht hin- und herdrehen.

◉ Muskeln und Sehnen am Gelenk werden geschmeidig, wenn Sie den Bereich knapp über dem Knie mit einer Hand kneten. Die andere Hand liegt gegenüber und stützt das Knie von der Schienbeinseite aus.

Der Oberschenkel

◉ Der Oberschenkel wird zunächst vom Knie an aufwärts gestrichen. Ihre Daumen liegen dabei auf der Mitte des Schenkels. Sie können hier mit ziemlich starkem Druck arbeiten, sollten aber sanft anfangen und den Druck dann allmählich steigern, damit sich der Massierte besser anpassen kann.

◉ Nach leichten ausstreichenden Bewegungen können Sie entwässernde und entschlackende Griffe anwenden. Schließen Sie dazu beide Hände zur Faust und massieren Sie die Außenseite des Oberschenkels mit den Kleinfingerkanten. Die Handkanten ruckeln hin und her, aber sie bleiben immer auf der Haut. Es handelt sich dabei nicht um Trommeln.

Die Bewegung verläuft vom Knie zu den Hüften.

◉ Wenn Sie Schwierigkeiten mit der ruckelnden Bewegung haben, können Sie das Bein auch anwinkeln und kräftige Streichbewegungen mit dem Ballen einer Hand an der Außenseite des Schenkels ausführen. Die andere Hand stützt dabei das Bein von der Innenseite. Gearbeitet wird vom Knie zu den Hüften.

- Die Beininnenseite wird dann mit kleinen Griffen geknetet. Die Fingerspitzen beider Hände liegen unter dem Schenkel, die beiden Daumen an der Seite.
- Lange Streichbewegungen über das ganze Bein, von den Fußspitzen bis zu den Hüften, schließen die Beinmassage ab. Decken Sie die Beine zu und schieben Sie ggf. das Kissen unter den Kniekehlen wieder zurecht.

Der Bauch

- Viele Menschen empfinden den Bauch als besonders verletzlich und sperren sich unbewusst gegen die Massage. Ausdruck einer inneren Ablehnung gegen die Massage kann sein, wenn der Massierte auf eine Berührung am Bauch kitzelig reagiert.

Viele Menschen sind am Bauch besonders sensibel.

- Beruhigen Sie den Bauch erst, bevor Sie mit der eigentlichen Massage beginnen. Legen Sie Ihre Hände zunächst einfach einen Moment flach auf den Bauch und streichen Sie ihn anschließend ganz sanft durch das Handtuch hindurch.
- Entfernen Sie dann erst das Handtuch und verteilen Sie mit leichten Bewegungen das Öl. Die Brust kann noch bedeckt bleiben. Zur Sicherheit können Sie die verschiedenen Griffe zuerst an Ihrem eigenen Bauch ausprobieren.

Massieren Sie den Bauch nicht direkt nach dem Essen! TIPP

Die letzte Mahlzeit sollte mindestens zwei Stunden zurückliegen. Während einer Schwangerschaft können Sie den Bauch zwar streicheln, aber Sie sollten ihn im Hinblick auf vorzeitige Wehen eher nicht massieren!

Streichungen

Stellen oder knien Sie sich neben den Partner auf der Höhe der Taille und streichen Sie kreisend über den Bauch. Die Hände liegen übereinander, sodass nur eine Hand auf dem Bauch liegt und die andere mit ihrem Gewicht unterstützt. Die Kreise können dabei immer kleiner werden, Ihre Hände wandern dann spiralförmig über den Bauch.

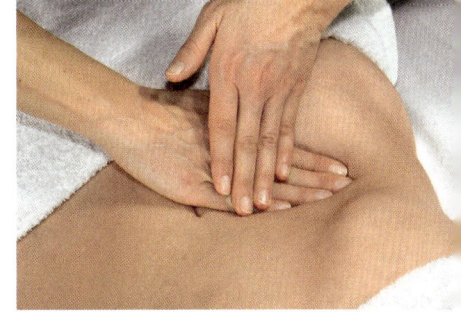

Tiefenmassage

- Wenn der Partner die Bauchmassage genießt, können Sie in die Tiefe gehende Griffe anwenden. Zur Entspannung der Rumpfmuskulatur legen Sie Ihre Arme über Kreuz und umfassen die Taille.

◑ Schieben Sie Ihre Hände unter den Rücken und heben Sie diesen leicht an. Dann ziehen Sie Ihre Hände über den Bauch. Für die Rückwärtsbewegung kreuzen Sie die Arme umgekehrt und ziehen sie mit weniger Druck in ihre Ausgangsposition.

Die Knetbewegung sollte nicht zu klein ausfallen.

◑ Dann kneten Sie leicht die Mitte des Unterleibs. Den Daumen spreizen Sie dabei von den Fingern ab, sodass die Knetungen eher großflächig ausfallen. Kleine Knetungen können am Bauch nämlich schnell kneifen. Kneten Sie nur bis zu den unteren Rippenbögen, keinesfalls jedoch über den Magen.

Lockerung

◑ Zur Lockerung der großen Muskeln, die vom Rücken über den Bauch verlaufen, führen Sie kräftige Knetgriffe aus. Setzen Sie dafür die Hände an der Ihnen abgewandten Taille an und kneten Sie die Seitenpartie gründlich durch. Da hier keine Knochen liegen, können Sie an dieser Stelle sogar kräftig wringen.

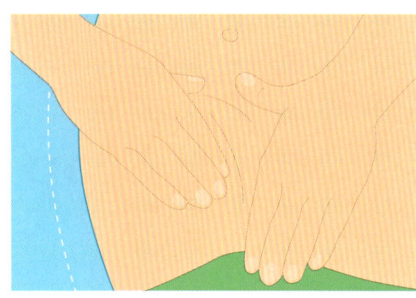

◑ Arbeiten Sie sich von der Taille zur Hüfte, von dort über die Taille hoch bis zum Brustkorb und wieder zurück.

◑ Dann setzen Sie sich auf die andere Seite und massieren diese. Der Beginn an der Taille, also in der Mitte, empfiehlt sich, weil dort die fleischigste und unempfindlichste Stelle der Seitenpartie liegt. So finden Sie am schnellsten die richtige Technik und den Rhythmus.

Die Brust

Eine Massage der Arme wirkt sehr stark auf Atmung, Herz und Lunge, weil die Arme eng mit dem Brustkorb verbunden sind. Bei der Brustmassage müssen Sie noch vorsichtiger sein als am Bauch.

Passive Bewegung

Passive Bewegungen lockern die Muskulatur schon etwas auf.

◑ Lockern Sie die Muskeln am besten mit passiven Bewegungen schon etwas auf. Knien oder stellen Sie sich rechts neben den Partner, unterhalb des Armes.

◑ Dann nehmen Sie mit der rechten Hand das Handgelenk und ziehen den Arm vom Körper weg. Der Ellbogen bleibt dabei gebeugt, der Arm selbst wird nicht gestreckt.

◑ Mit der linken Hand streichen Sie den Arm vom Handgelenk bis zur Schulter, gleiten sanft über das Schlüsselbein zur Brust und dann wieder zurück zum Handgelenk.

- Auf dem Rückweg zum Handgelenk streichen Sie kräftiger. Anschließend heben Sie den Ellbogen etwas an, schließen die linke Hand zur Faust und legen sie auf die Stelle, an der Arm-, Brust- und Schultermuskeln zusammentreffen.
- Lassen Sie dort unter kräftigem Druck Ihre Faust kreisen. Streichen Sie anschließend den rechten Arm aus und wiederholen Sie das Gleiche mit dem linken.

Lockerung
- Tragen Sie Öl auf Brust und Hals auf. Setzen Sie sich hinter den Kopf des Massierten. Legen Sie beide Hände auf das Brustbein, wobei Ihre Fingerspitzen zur Brust zeigen.
- Streichen Sie in sanftem Bogen nach außen über die Schultern zum Arm. Bei Männern können Sie den Brustkorb von der Taille ausgehend nach oben bis zur Achselhöhle, bei Frauen seitlich streichen.

Mit sanften Bewegungen wird der Brustbereich gelockert.

Kneten
- Die Brust selbst wird nicht geknetet. Sie können aber die Stelle zwischen Schulter, Achselhöhle und Brust, an der die drei größten Muskeln dieses Bereiches zusammenlaufen, bearbeiten.
- Ergreifen Sie von oben über den Kopf des Massierten mit beiden Händen das Gewebe am Rand der Achselhöhle. Die Handballen liegen dabei auf den Schultern.
- Streichen Sie mit den Ballen kräftig nach unten in Richtung Achselhöhle, sodass Ihre Hände am Ende der Bewegung eine Faust bilden. Das Gewebe wird zwischen Ballen und Fingern abgerollt. Diese Stelle können Sie auch zwischen Daumen und Fingern kneten.
- Wenn der Massierte es mag, können Sie die Knetgriffe auch an den Seiten des Brustkorbs bis zur Taille hinunter anwenden.
- Beruhigen Sie nach dem Kneten das Gewebe wie immer mit einer Effleurage und packen Sie Ihren Partner wieder unter eine warme Decke.

Die Arme
Ausgleichend wirkt eine Massage der Arme. Sie besänftigt allzu hektische Gebärden oder lässt die Worte wieder besser fließen.

INFO

Entlastung der Arme

Eine Arm-Massage wirkt besonders entlastend bei Menschen, die beruflich oder beim Sport sehr viel heben oder tragen müssen.

Öffnen

- Setzen oder stellen Sie sich an die linke Seite des Partners. Verteilen Sie mit Streichbewegungen vom Handgelenk bis zur Schulter das Öl.
- Nehmen Sie die linke Hand, und ziehen Sie etwas am Arm, um die Schulter anzuheben. Schieben Sie dann Ihre rechte Hand darunter.

Die Schulter des Partners ruht zwischen Ihren Händen.

- Senken Sie den Arm dann sanft auf die Unterlage zurück, und legen Sie Ihre linke Hand auf das Schulterbein, sodass Sie die Schulter des Partners zwischen Ihre Hände betten.
- Wenn die Schulter gut in den Händen liegt, ziehen Sie mit einer kräftigen Streichbewegung Ihre Hände nach außen.

Strecken

- Um das Schultergelenk zu strecken, führen Sie eine passive Bewegung aus: Nehmen Sie den linken Arm zwischen Ihre Hände und ziehen Sie gleichmäßig daran. So dehnen Sie das Gelenk langsam und sanft.
- Dann heben Sie den Arm über den Kopf und ziehen ihn mit Ihrer rechten Hand leicht nach oben.
- Mit der linken Hand streichen Sie kräftig von der Achsel aus an der Seite des Brustkorbs entlang. Die Dehnbewegung geht also von der Achselhöhle aus in zwei Richtungen.
- Um eine Überdehnung zu vermeiden, ist es wichtig, dass Sie die Bewegungen langsam und stetig machen, keinesfalls ruckartig.
- Der Massierte darf auch nicht mitgezogen werden. Bei der passiven Bewegung arbeiten allein Sie, der Massierte lässt sich von Ihrer Bewegung tragen.
- Sie können zusätzlich den Arm des Partners über den Körper bewegen. Heben Sie den Arm hoch, beugen Sie ihn am Ellbogen und legen Sie ihn so angewinkelt über Ihre Brust.
- Dann nehmen Sie ihn oberhalb des Ellbogens zwischen beide Hände und streichen ihn kräftig zum Schultergelenk hin.

Massieren

Auf einem Kissen kann der Oberarm abgelegt werden.

- Legen Sie ein Kissen unter den Oberarm des Massierten und stellen oder setzen Sie sich so neben ihn, dass Sie seine Hand mit dem Bauch abstützen können.
- Streichen Sie mit beiden Händen vom Handgelenk bis zum Ellbogen. Die beiden Daumen liegen dabei auf der Mitte des Armes und üben den Hauptdruck aus.
- Bei der Rückbewegung stützen Sie den Arm noch leicht mit einer Hand ab, um den Kontakt aufrechtzuerhalten und zu verhindern, dass der Arm unsanft auf die Unterlage fällt.

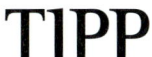

Sanft zum Ellbogen

Auf den Ellbogen dürfen Sie keinen Druck ausüben, auch nicht an der Innenseite. Sie könnten sonst den Musikantenknochen treffen!

- ◉ Sie können auch den Unterarm des Partners nur mit einer Hand umfassen und mit der ganzen Hand kräftig streichen. Auch dabei wird der Arm vom Handgelenk zum Ellbogen gestrichen, und zwar auf der Innen- und auf der Außenseite. Den Arm beugen Sie in diesem Fall, der Oberarm liegt auf der Unterlage auf und Sie halten die Hand so, dass der Unterarm senkrecht zum Oberarm steht.

- ◉ Zum Streichen des Oberarms klemmen Sie sich den angehobenen Arm des Massierten unter Ihren Arm, um ihn festzuhalten. Streichen Sie fächerförmig mit beiden Händen vom Ellbogen in Richtung Schulter und zurück. Ihre Hände liegen dabei übereinander und streichen abwechselnd, sodass eine fließende Bewegung entsteht.

- ◉ Zum Schluss streichen Sie den Arm von den Schultern bis zur Hand aus, dann nehmen Sie sich die Hand vor.

Die Hand

Die Handmassage kann auch für sich allein schon ungemein entspannend wirken. Auf Öl verzichten Sie bei der Handmassage besser, weil Sie sonst die kleinen Partien zwischen den vielen Knochen nicht fassen können. Um trockene Haut schön geschmeidig zu machen, damit sie von der Massage nicht brennt, eignet sich eine schnell einziehende, leichte Körperlotion.

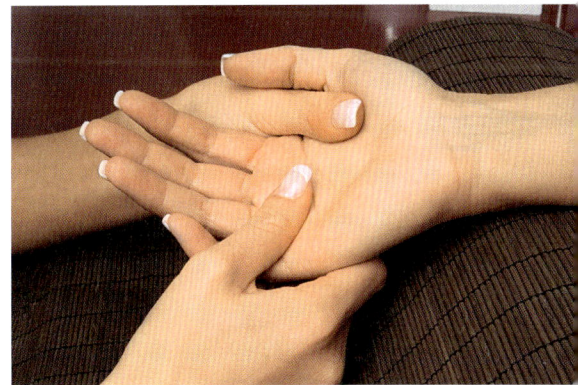

Öffnen

- ◉ Öffnen Sie die Hand des Partners, indem Sie sie zwischen Ihre beiden Hände nehmen und sie dort zunächst einfach nur einen Moment lang ruhig halten.

- ◉ Legen Sie dann Ihre Finger auf die Handfläche und die Daumen auf den Handrücken. Ihre Finger zeigen zum Handgelenk.

- ◉ Ziehen Sie Ihre Finger langsam hoch und nach außen, wobei Sie mit dem Daumen Druck ausüben. Die Bewegung sollte so ausfallen, dass die Hand des Massierten dabei etwas in die Breite gedehnt wird.

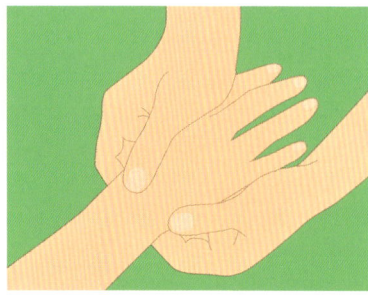

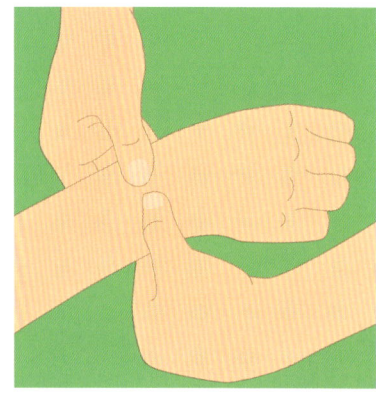

Handflächen und -rücken

🌣 Nehmen Sie die Hand des Partners wieder flach zwischen Ihre Hände, Ihre Finger zeigen zum Handgelenk.

🌣 Schieben Sie Ihre Hand auf dem Handrücken von den Fingerspitzen bis zum Handgelenk, verringern Sie auf dem Rückweg den Druck. Die andere Hand stützt dabei nur.

🌣 Anschließend drehen Sie die Hände um, sodass die Handfläche des Massierten oben liegt.

🌣 Streichen Sie nun mit einer Hand kräftig seine Handfläche, während die unter dem Handrücken liegende Hand stützt.

🌣 Um auch das Handgelenk richtig zu entspannen, nehmen Sie es so in Ihre Hände, dass Ihre Daumen auf der Oberseite des Gelenks liegen und Ihre Finger das Gelenk von unten abstützen.

🌣 Reiben Sie dann mit beiden Daumen von der Mitte des Handgelenks nach außen.

Finger

🌣 Nehmen Sie jeden Finger einzeln und bewegen Sie ihn leicht im Kreis, um die Gelenke zu lockern.

🌣 Halten Sie das Handgelenk mit Ihrer linken Hand fest und streichen Sie mit Daumen und Zeigefinger Ihrer rechten Hand jeden Finger, als ob Sie ihn länger ziehen wollten. Das dehnt die Fingergelenke. Wenn die Finger dann schön warm massiert sind, nehmen Sie einen nach dem anderen und streichen Sie ihn von den Spitzen in Richtung Ansatz.

🌣 Streichen Sie jeden Finger rundum, an Unter-, Ober- und Außenseite. Wenn Sie beide Hände massiert haben, streichen Sie Finger, Hand und Arm sanft bis hoch zum Hals aus und verbinden sie mit diesem.

Der Hals

Ihre Hände liegen unter dem Rücken des Partners.

Setzen Sie sich hinter den Kopf des Massierten und schieben Sie Ihre Hände mit den Handtellern nach oben unter den Rücken, bis sie links und rechts von der Wirbelsäule unter dem Brustkorb liegen. Dabei muss der Partner den Oberkörper leicht anheben, damit Sie ihm nicht versehentlich wehtun. Für Sie ist wichtig, dass Sie eine stabile Position finden, sodass Ihre Kraft aus der Mitte fließt und nicht nur von Armen und Schultern ausgeht. Sie verkrampfen sich sonst und tun weder sich noch dem Massierten wirklich etwas Gutes.

Dehnung

⦾ Wenn Sie die Hände unter den Körper geschoben haben, ruht der Oberkörpcr auf Ihren Unterarmen. Warten Sie etwas, bis sich der Partner an diese Position gewöhnt hat und entspannt ist.

⦾ Dann beugen Sie sich langsam zurück und ziehen Ihre Hände gleichmäßig unter dem Rücken hoch, bis Sie am Nacken angelangt sind.

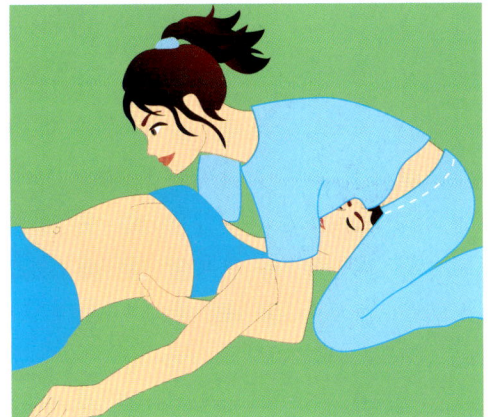

⦾ Ihre Hände treffen sich links und rechts des Nackens und ziehen auch diesen zu Ihnen hin. Die Kraft liegt nur im Ziehen, üben Sie dabei keinen Druck aus.

⦾ Die Bewegung geht über in ein Streichen über den Hinterkopf und klingt über dem Kopf sanft aus.

Übung macht den Meister

INFO

Die Dehnung des Halses braucht vielleicht etwas Übung, bis sie richtig gelingt, aber es lohnt sich, den Griff zu lernen. Viele Menschen fühlen sich danach wie neugeboren.

Heben und Senken

⦾ Sie sitzen wieder hinter dem Kopf des Partners und nehmen ihn zwischen Ihre Hände. Ihre Hände liegen auf Ohrhöhe und Ihre Finger stützen den Hinterkopf.

⦾ Dann heben Sie Ihren Kopf langsam an und lassen ihn – ebenso langsam – wieder sinken. Der Partner soll nicht das Gefühl bekommen, dass sein Kopf fällt. Er würde sonst die Muskeln anspannen, um es zu verhindern. Sic können den Kopf dabei allmählich immer etwas höher anheben, bis Sie Widerstand spüren.

Heben und senken Sie den Kopf behutsam.

Drehen

⦾ Sie halten den Kopf wie beim Heben. Drehen Sie ihn nach links und führen Sie ihn zurück in die Ausgangsposition.

⦾ Dann drehen Sie ihn nach rechts und zurück. Um den Massierten besser an die Bewegung zu gewöhnen, können Sie seinen Kopf leicht hin- und herrollen und die Rollbewegung dann immer weiter nach rechts bzw. nach links fortsetzen.

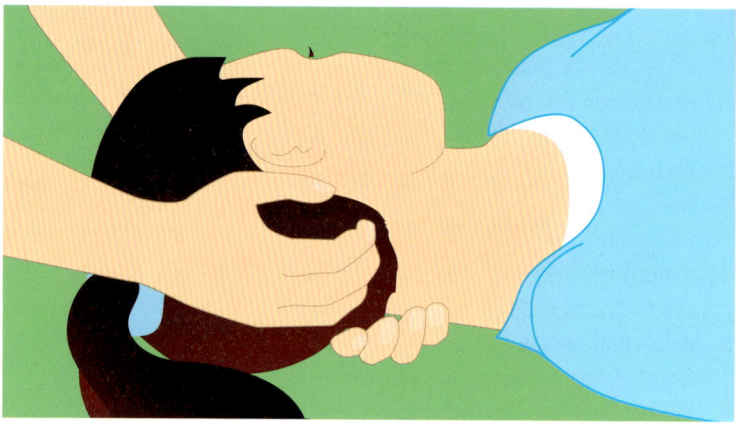

Ausgleichen

🌀 Nach den passiven Bewegungen entspannen Sie den Hals mit einer Effleurage. Beginnen Sie am Ohr und streichen Sie auswärts bis über die Schultern. Der Griff kann nach und nach etwas fester werden.

Eine Hand stützt den Nacken.

🌀 Um den Hals dabei noch ein bisschen zu dehnen, können Sie mit einer Hand den Nacken vorsichtig etwas hochhalten und abstützen und diese Bewegung unter kräftigem Druck durchführen.

Reiben

🌀 Ertasten Sie den Rand der Schädeldecke und reiben Sie in kleinen Kreisen mit den Fingern um sie herum.

🌀 Wenn Sie spüren, dass das Gewebe ganz weich und entspannt ist, können Sie mit den Fingerspitzen arbeiten. Das macht den Druck etwas fester und punktförmig. Dann reiben Sie die ganze Schädeldecke auf dieselbe Weise.

🌀 Beenden Sie diesen Teil abschließend mit Effleuragen vom Kopf bis zu den Schultern.

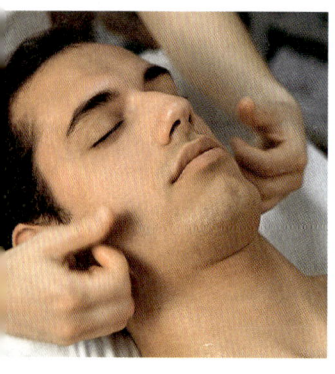

Das Gesicht

Die Gesichtsmassage schließt die Ganzkörpermassage ab. Wenn nach all Ihrer Mühe immer noch Sorgenfalten zwischen den Augenbrauen des Partners die Stellung halten, wird die Gesichtsmassage sie garantiert endlich verscheuchen.

Öffnen

🌀 Setzen oder stellen Sie sich hinter den Kopf des Partners.

🌀 Beginnen Sie die Massage mit einer Effleurage vom Hals aus an den Seiten des Gesichtes hoch zur Stirn.

Den Umrissen folgen

Da das Gesicht nur aus relativ kleinen Partien besteht, arbeiten Sie hauptsächlich mit Fingern und Daumen. Folgen Sie dabei stets den Konturen des Gesichtes.

Stirn und Kinn

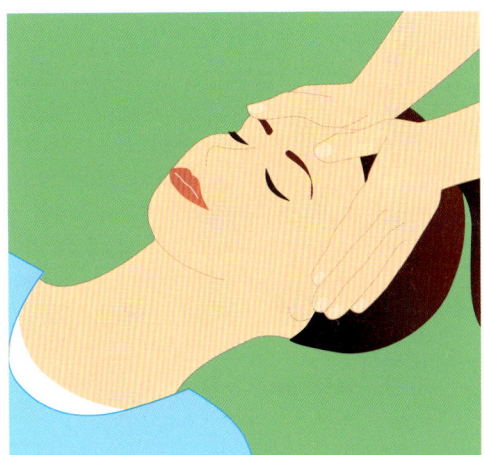

- Legen Sie Ihre Hände in Fächerform rechts und links der Stirn auf die Schläfen. Ihre Finger zeigen zum Ohr.
- Beginnen Sie, mit den ganzen Daumen von der Mitte der Stirn aus das Gewebe zu den Schläfen hin zu dehnen. Wenn Ihnen die breite Bewegung mit den Daumen nicht gelingt, können Sie sie auch mit den Fingern ausführen.
- Anschließend nehmen Sie sich die Stirn Abschnitt für Abschnitt vor und dehnen sie nur mit den Daumenspitzen. Beginnen Sie bei den Augenbrauen und arbeiten Sie sich bis zum Haaransatz hoch.
- Streichen Sie dann, entweder mit dem ganzen Daumen oder den Fingern, flächig von der Stirn seitlich am ganzen Gesicht herunter. Wenn Sie das vier- bis fünfmal gemacht haben, wechseln Ihre Hände die Richtung. Beginnen Sie am Kinn und streichen Sie am Unterkiefer entlang nach oben zu den Ohren.

Wangen

- Legen Sie Ihre Finger seitlich unter den Ohren an und streichen Sie mit beiden Daumen die Wangen von der Nase aus zum Haaransatz. Führen Sie diese dehnende Streichung Abschnitt für Abschnitt aus. Fangen Sie an der Nasenwurzel an und arbeiten Sie sich herunter bis zum Kinn.
- Nachdem Sie die Wangenmuskeln gut gedehnt haben, kneten Sie sie zwischen Daumen und Zeigefinger.

Gehen Sie beim Streichen Schritt für Schritt vor.

Lockerung

- Um das Gewebe zu lockern, reiben Sie kleine Kreise mit den Fingerspitzen von oben nach unten über das ganze Gesicht. Die Reibung sollte nicht zu lange dauern, etwa eine halbe Minute reicht, da beim Reiben recht viel Druck ausgeübt wird.

Massage für Kinder

Wenn Sie einem Menschen, der Ihnen nahesteht, etwas Gutes tun möchten, verwöhnen Sie ihn doch mit einer Massage! Das gilt auch für die kleinsten Familienmitglieder: Auch Kinder verleben häufig aufregende Tage und eine wohltuende Massage kann hier wahre Wunder wirken, um kleine Zappelphilippe wieder zu beruhigen.

Massage schafft familiäre Nähe.

Zusammenhalt durch Massage
Die familiäre körperliche Bindung, die zumeist dann mit dem Kindergartenalter nachlässt, kann durch Massagerituale gestärkt und das Zusammengehörigkeitsgefühl in der Familie gefördert werden.

Ich bin nur für dich da!
Nehmen Sie sich Zeit für Ihren Sprössling und seien Sie ihm nah! Zeigen Sie ihm durch körperliche Nähe und entspannende Massageberührungen, wie sehr Ihnen am Herzen liegt, dass Ihr Kind sich wohlfühlt. Schon Babys empfinden eine sanfte Massage häufig als sehr angenehm.

Fantasie kennt keine Grenzen
Bei der Durchführung der Massagen ist ein wenig Einfallsreichtum gefragt: Kinder lieben selbst erzählte Massagegeschichten und unternehmen gern Fantasiereisen. Aber keine Angst, wenn Sie nicht der geborene Märchen-Erzähler sind: Verknüpfen Sie einfach spielerisch die Bewegungen während der Massage auf Armen, Beinen, Rücken, Bauch und Kopf mit kleinen Figuren, Orten oder Situationen, die Ihr Kind mag. Lassen Sie beispielsweise Tiere krabbeln, machen Sie Ausflüge in fremde Welten, kneten Sie Pizzateig oder erfinden Sie zu Ihrer Massage Geschichten rund um Sonne, Wind und Meer. Wichtig dabei ist nur eines, nämlich, dass Sie und Ihr Kind sich dabei wohlfühlen und sich nah sind!

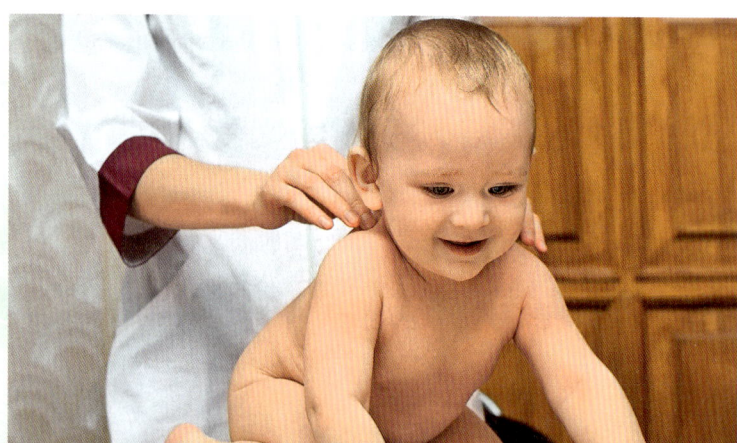

Richtig abschließen

- Schließen Sie die Massage mit der Verbindung der Teile zum Ganzen. Das ruft die Erinnerung an das angenehme Gefühl während der vorangegangenen Teilmassagen wach und bringt die einzelnen Körperpartien wieder in das Bewusstsein.
- Ziehen Sie beide Hände zur Stirn und streichen Sie von dort aus über den ganzen Körper. Lassen Sie die wärmenden Decken liegen.
- Beginnen Sie mit einer Streichung entlang der Seiten des Gesichts und des Halses über die Schultern bis zu den Fingerspitzen.
- Vermindern Sie nach und nach den Druck, bis er fast nicht mehr zu spüren ist, und lassen Sie den Körperkontakt an den Händen langsam ausklingen.
- Legen Sie die Hände dann an den Hals, streichen Sie mit einer flächigen, leichten Bewegung am Körper herunter über beide Beine und lassen Sie diese dann an den Füßen ausfließen.
- Wenn der Partner nach der Massage das Bedürfnis hat auszuruhen, lassen Sie ihn das tun, so lange er möchte.

Nach der Massage weiter zu entspannen, tut gut.

Massagen zur Entspannung

Nicht immer hat man Zeit und Lust, eine Ganzkörpermassage durchzuführen. Weniger aufwendig ist beispielsweise eine Kopfmassage, für die der Partner sich nicht ausziehen muss und die keinerlei Vorbereitung bedarf. Sie kann für sich allein auch schon gestresste Nerven am Abend nach einem anstrengenden Tag beruhigen.

Kopfmassage für zwei

Der Massierte kann dabei sitzen. Alles, was Sie dafür brauchen, ist ein bequemer Sessel, der den Rücken gut abstützt und auf dem man so sitzen kann, dass die Füße fest mit der ganzen Sohle auf dem Boden stehen. Der Massierte kann die Füße auch auf einen anderen Sessel hochlegen. Zur Verstärkung der entspannenden Wirkung lässt sich die Kopfmassage prima mit einer Tiefenatmung verbinden.

TIPP

Schmuckfrei

Nehmen Sie Ohrringe und Halsketten ab, bevor Sie am Kopf massieren, und kämmen Sie die Haare gut durch. Diese wirken nur störend und behindern oder gefährden die richtige Ausübung der Massage.

Tiefenatmung

- Stellen Sie den Kontakt zum Partner her, indem Sie Ihre Hände wie ein Dach fest auf seinen Kopf legen und ein paar Sekunden lang ruhig liegen lassen. Stellen Sie sich dazu hinter den Massierten.

- Wenn Sie beide konzentriert und auf die Massage eingestimmt sind, lassen Sie den Kopf los und streichen mit den Händen an den Seiten herunter, bis Ihre Hände auf seinen Schultern ruhen. Die Finger liegen auf dem Oberarm.

- Drehen Sie sich etwas zur Seite, sodass Sie mit Ihrem Oberkörper seinen Kopf abstützen, aber Ihre Arme trotzdem gut bewegen können. Dies ist eine sehr gute Position, um den Atem in Harmonie zu bringen.

- Bitten Sie den Massierten, tief durch die Nase einzuatmen. Während er das tut, ziehen Sie mit den Händen seine Schultern leicht nach hinten und halten dann kurz inne.

- Wenn er ausatmet, lassen Sie die Schultern im Tempo der Atemzüge wieder in die Ausgangsposition vorgleiten. Die Bewegung Ihrer Hände und der Rhythmus des Atems kommen so allmählich in Einklang.

- **Langsamere Bewegungen ermöglichen Tiefenatmung.** Sie können dem Partner dann helfen, tiefer zu atmen, indem Sie Ihre Bewegungen etwas verlangsamen. Sie können dem Partner dabei durchaus sagen, wann er aus- und einatmen soll – im Gegensatz zur Massage, bei der er sich völlig auf Sie verlässt, müssen Sie bei der Atmung nicht „alles im Griff" haben.

- Wenn der Partner langsam und gleichmäßig und aus dem Bauch heraus atmet, beginnen Sie mit der eigentlichen Massage. Für die Kopfmassage als isolierte Massage können Sie die in der Ganzkörpermassage vorgestellten Griffe mitverwenden. Auch hier gilt als Faustregel: Jeder Griff wird sechs- bis siebenmal wiederholt.

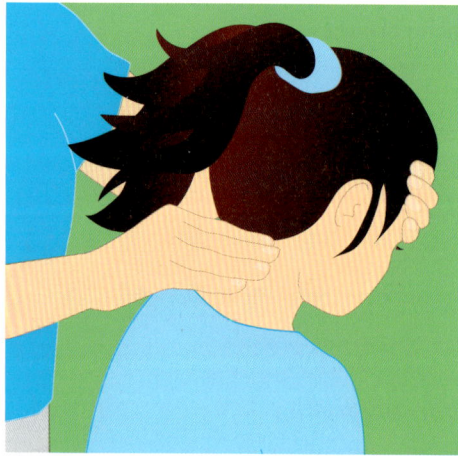

Der Nacken

- Setzen Sie Ihre rechte Hand wie einen Sattel auf den Nacken Ihrer Partnerin oder Ihres Partners auf. Die Wirbelsäule liegt zwischen Daumen und Finger. Mit der linken Hand stützen Sie währenddessen die Stirn des anderen.

- Kneten Sie nun mit Daumen und Zeigefinger in kleinen Bewegungen den Nacken aufwärts von den Schultern bis zum Haaransatz.

- Streichen Sie dann den Nacken in der gleichen Richtung vier- bis fünfmal aus.

Die Kopfhaut entspannen

- Stützen Sie mit der linken Hand weiterhin den Kopf an der Stirn ab und reiben Sie mit der rechten Hand an der Schädeldecke entlang. Die Friktion (Reibung) machen Sie ebenfalls mit dem Daumen und den Fingern Ihrer rechten Hand.
- Beginnen Sie am Nacken und arbeiten Sie sich vor bis zu den Ohren. Gerieben wird nur auf der Schädeldecke, nicht auf dem weichen Bereich an ihren Rändern. In kleinen, kreisenden Bewegungen reiben Sie dann die gesamte Kopfhaut Stück für Stück jeweils vom Nacken anfangend bis zur Stirn.

Reiben Sie nur auf der Schädeldecke.

- Reiben Sie zunächst langsam und stetig. Wenn Sie den ganzen Kopf einmal komplett massiert und eine flüssige Bewegung gefunden haben, können Sie den Vorgang noch einmal schneller wiederholen.
- Wichtig ist, dass Sie nicht zu lange auf der gleichen Stelle verharren, sondern in einer stetigen Bewegung über den Kopf arbeiten.

Die Kopfhaut wärmen

- Zum Anregen der Durchblutung reiben Sie die Kopfhaut flächig mit den Handballen. Das hilft, Schlacken zu entfernen und die Kopfhaut zu regenerieren. Mit der nicht arbeitenden Hand stützen Sie auch dabei wieder den Kopf an der Stirn ab.
- Die Bewegung geht von den Seiten und dem Nacken aus in Richtung Scheitel. Sie arbeiten Stück für Stück, bis der ganze Hinterkopf gründlich durchgerieben ist.

TIPP

Neuanfang

Wenn sich Ihre Hand in den Haaren des Massierten verheddert, versuchen Sie nicht, „unauffällig" weiterzumachen. Nehmen Sie die Hand in solch einem Moment besser weg und setzen Sie neu an.

- Anschließend können Sie in kleineren Bewegungen mit den Fingerspitzen den Kopf massieren. Setzen Sie die Fingerspitzen beider Hände links und rechts vom Scheitel an. Die Daumen liegen auf dem Hinterkopf.
- Sie geben einen Gegendruck zu den Fingern und stützen so den Kopf, massieren in diesem Fall aber auch mit. Reiben Sie die Kopfhaut mit Fingern und Daumen gleichzeitig wie beim Haarewaschen von der Stirn bis zur Kopfmitte.
- Fangen Sie dann ein Stückchen weiter zum Ohr hin wieder an und massieren Sie so den ganzen Kopf.

- Finger und Daumen liegen gestreckt nach unten wie ein Gartenrechen auf der Haut und kreisen dabei nur mit den Kuppen.
- Am wohltuendsten wirkt der „Friseurgriff", wenn Sie Haare und Kopfhaut mit etwas Öl geschmeidig gemacht haben.

TIPP Fürsorge

Achten Sie beim „Friseurgriff" darauf, den Kopf immer gut abzustützen, damit der Partner ihn nicht mit eigener Muskelkraft halten muss, sondern sich ganz Ihren Händen überlassen kann.

Die Stirn

- Sie stehen immer noch hinter dem Partner, sodass Sie sein Gesicht bequem von oben massieren können. Er lehnt den Kopf an Ihren Oberkörper. Streichen Sie die Stirn zuerst von der Mitte zu den Schläfen. Ihre Finger zeigen zueinander, die Daumen nach oben zum Haaransatz.
- Arbeiten Sie mit beiden Händen abwechselnd, um eine flüssige Bewegung zu erzielen. Folgen Sie einfach der Form der Stirn und streichen Sie langsam und gleichmäßig. Beginnen Sie über den Augenbrauen, und wiederholen Sie die Bewegung, bis Ihre Finger am Haaransatz angelangt sind.

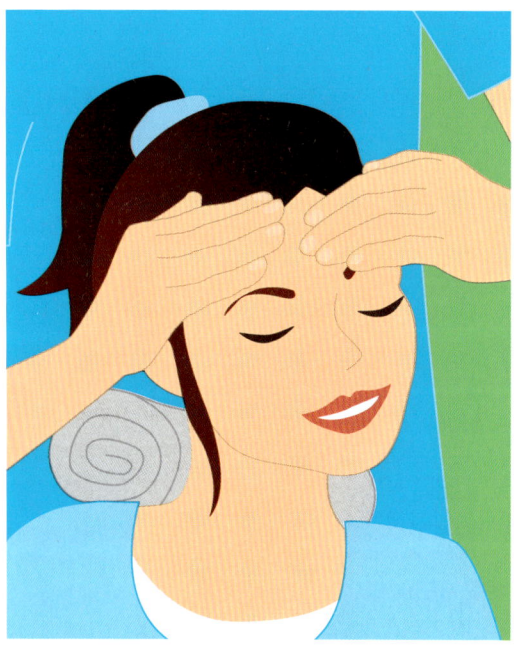

- Klopfen Sie die Stirn mit den Fingerspitzen, um das Gewebe noch tiefer zu lockern. Setzen Sie beide Hände in der Stirnmitte an und arbeiten Sie dann nach außen zu den Schläfen hin und wieder zurück. Die Bewegung sollte locker von oben aus dem Handgelenk kommen. Wenn sie nur von den Fingern ausgeht, ermüden diese schnell und die Bewegung wird stockend und verkrampft.
- Nachdem Sie die Stirn gründlich „durchgeklopft" haben, streichen Sie sie in waagrechten Bewegungen von der Mitte zu den Schläfen hin aus. Das beruhigt nicht nur das Gewebe der Stirn, sondern entspannt auch Ihre Finger.

Die Schläfen

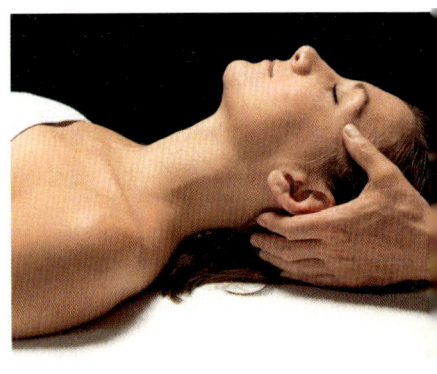

- Die Massage der Schläfen wird mit relativ viel Druck ausgeführt, wirkt aber ungemein wohltuend.
- Legen Sie Ihre Hände links und rechts der Augenwinkel an, und tasten Sie den Bereich ab, bis Sie eine kleine Vertiefung gefunden haben, an der zwei Knochen zusammenstoßen. Die Stelle fühlt sich etwas weicher an als die Umgebung. Reiben Sie diese Stelle langsam und gleichmäßig mit den Fingerspitzen. Die Fingerspitzen beschreiben dabei kleine Kreise. Sie können diese Bewegung auch mit den Handballen durchführen.
- Zum Abschluss streichen Sie ohne Druck mit den flachen Fingern von der Stirn über die Schläfen zum Kinn.

Die Nasenpartie

- Legen Sie Ihre Finger wie ein Dach über die Nasenwurzel. Spreizen Sie Ihre Daumen ab, sie werden bei dieser Bewegung nicht gebraucht. Mit Zeige- und Mittelfinger beider Hände streichen Sie gleichzeitig links und rechts an der Nase entlang bis zu den Nasenwurzeln.
- Dort ändern Ihre Finger die Richtung und streichen am Wangenknochen entlang bis zu den Ohren. Wie immer folgen darauf tiefer gehende und entwässernde Bewegungen. Reiben Sie mit Ihrem Zeige- oder Mittelfinger die Seiten der Nase. Beginnen Sie an der Nasenwurzel und hören Sie kurz vor den Nasenflügeln auf. Das Reiben der Nasenflügel fühlt sich nämlich an, als wenn man sich schnäuzen würde. Im Rahmen einer Massage kann das ziemlich störend sein. **Reiben Sie nur bis kurz vor die Nasenflügel.**
- Sie können aber auch an den Nasenflügeln „abbiegen" und unten am Jochbein (Wangenknochen) entlang zum Ohr hin reiben. Der Druck erfolgt zum Jochbein hin, d. h., das Gewebe wird leicht an die Unterkante des Knochens gedrückt. Am Ohr vermindern Sie anschließend den Druck. Beenden Sie diese Partie mit leichten Ausstreichungen am Jochbein entlang.

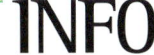

Befreiung

Bei Erkältung kann die Friktion an Nase und Jochbein sehr wohltuend sein, weil sie hilft, verstopfte Nebenhöhlen zu befreien. Vielleicht spüren Sie sogar die leichte Schwellung der Nebenhöhlen, wenn Sie den erkälteten Partner massieren.

Die Wangen

- Streichen Sie zunächst die Wangen von der Nase bis zu den Ohren. Nehmen Sie anschließend kleine Gewebepartien zwischen Daumen und Zeigefinger beider Hände und kneten Sie beide Wangen gründlich durch. Das lockert die Lach- und Kaumuskeln und regt auch die Durchblutung der Haut an.

Durch kleine Bewegungen werden die Muskeln elastisch.

- Nach dem Kneten streichen Sie die Wangen kurz aus. Anschließend reiben Sie die Wangen in kleinen, kreisförmigen Bewegungen durch. Das glättet die Muskeln und macht sie gleichzeitig elastisch. Fangen Sie dabei an den Mundwinkeln an und reiben Sie nur mit Zeige- und Mittelfinger Ihrer Hände um den Mund herum.
- Erweitern Sie dann die eben durchgeführte Bewegung nach und nach über die ganze Wangenpartie. Zum Schluss streichen Sie die Wangen wieder gut aus.

Die Ohren

- Eine Massage am Ohr mag ungewohnt scheinen, aber sie tut gut und macht die Ohren schön warm. Nehmen Sie die Ohren zwischen Daumen und Hand. Ihre Hand ist fast zur Faust geschlossen.
- Ziehen Sie vom Ohrläppchen ausgehend Stück für Stück an den Ohren – aber Vorsicht: Nicht zu fest ziehen! Legen Sie die Zeigefinger hinter die Ohrmuschel und reiben Sie die Ohrränder kreisförmig zwischen Daumen und Zeigefinger.

Das Kinn

- Legen Sie Ihre Fingerkuppen in der Kinnmitte an und streichen Sie nach außen zu den Ohren. Die Finger folgen bei der Bewegung dem Kieferknochen. Ring- und kleiner Finger liegen dabei unter und Zeige- und Mittelfinger auf dem Kinn.

Drücken Sie nicht auf den Kehlkopf!

- Achten Sie dabei darauf, nicht auf den Kehlkopf zu drücken!

Der Hals

- Legen Sie Ihre Hände seitlich an den Hals des Partners. Ihre Daumen ruhen im Nacken, die Finger neben dem Kehlkopf. Streichen Sie kräftig mit den Daumen vom Haaransatz zu den Schultern und mit den Fingern vom Kinn zu den Schultern.
- Sie können diese Bewegung auch über die Schultern fortsetzen bis zum Arm. Auch hier gilt: Nicht auf den Kehlkopf drücken! Um die beiden großen Halsmuskeln zu lockern, kneten Sie sie zwischen Daumen und Zeigefinger in kleinen Portionen durch. Danach streichen Sie den Hals sanft von oben über die Schultern aus.

- ⦿ Zum Abschluss der Kopfmassage verbinden Sie die einzelnen Teile. Dabei können Sie pflegende Öle verwenden, um die Gesichtshaut zusätzlich zu entspannen.
- ⦿ Legen Sie Ihre Hände auf den Kopf, Ihre Fingerspitzen zeigen zum Scheitel. Ziehen Sie mehrmals sanft beide Hände über Haare, Ohren, Hals und Schultern.
- ⦿ Brechen Sie den Körperkontakt noch nicht ab, sondern legen Sie Ihre Hände über das Gesicht des Partners, sodass die Augen bedeckt sind und er im Dunkeln einen Moment lang die Massage innerlich nachwirken lassen kann.

Massage der Hand durch einen Partner

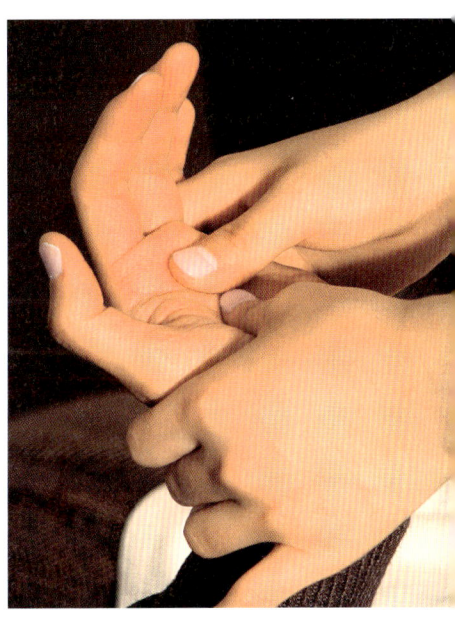

Bei der Handmassage können Sie neben dem Partner sitzen, sodass er seine Hände auf Ihren Schoß legen kann. Allerdings muss er sich dabei zu Ihnen drehen. Sie selbst sollten möglichst gerade sitzen, damit Sie die Hände frei bewegen können. Der Partner kann sich an einem schmalen Tisch Ihnen gegenübersetzen und die Hände auf die Tischplatte legen.

Die Handmassage hat den Vorteil, dass Partner sich fast überall etwas Gutes tun können. Die Hände beider Partner sollten sauber sein.

Öffnen

- ⦿ Nehmen Sie mit beiden Händen eine Hand des Partners und halten Sie sie ein paar Sekunden zwischen den ihren fest. Sie übertragen dabei Ihre Wärme auf den Partner, vermitteln ihm Ihre Zuneigung und schaffen so ein Vertrauen „von Hand zu Hand".
- ⦿ Ergreifen Sie dann die linke Hand zwischen Daumen und Fingern, Ihre Daumen liegen auf dem Handrücken. Dehnen Sie den Handrücken vom Handgelenk aus nach außen und zu den Fingerspitzen hin.
- ⦿ Drehen Sie dann die Hand um und dehnen Sie die Handfläche auf die gleiche Weise wie soeben beschrieben.

Strecken

- ⦿ Verhaken Sie die Finger beider Hände so in den Fingern der linken Hand des Partners, dass Ihre Finger auf seinem Handrücken liegen.
- ⦿ Drücken Sie Ihre Finger langsam gegen den Handrücken. Die Handfläche öffnet sich und wird leicht nach hinten gestreckt.

Gewebe lockern

๑ Halten Sie mit einer Hand das Handgelenk, um es zu stützen. Der Daumen Ihrer anderen Hand liegt auf dem Handrücken, die Finger auf der Handfläche. Reiben Sie in ganz kleinen Kreisen und mit kräftigem Druck die fleischigen Partien zwischen den Handknochen vom Handgelenk aufwärts bis zu den Fingerwurzeln. Die Hand ist dabei nicht ausgestreckt, sondern locker gewölbt, wie sie beispielsweise beim Gehen am Körper herunterhängt.

๑ Drehen Sie die Hand des Partners um, sodass Ihr Daumen auf seinem Handteller liegt, und reiben Sie auch hier die Zwischenräume zwischen den Handknochen, die Ballen unter den Fingern und Daumen sowie die weiche Partie auf der Kleinfingerseite.

๑ Auf den Ballen und der Seite des kleinen Fingers können Sie mit mehr Druck arbeiten als zwischen den Fingerknochen. Die kräftige Friktion regt die Durchblutung der Hand an und macht sie schön weich.

Die Hand wird durch starke Friktion besonders weich.

๑ Um die Friktion langsam ausklingen zu lassen, reiben Sie die Handfläche in kleinen Kreisen mit dem Zeigefinger. Der Daumen stützt die Hand von unten. Der Zeigefinger drückt nicht so kraftvoll wie der Daumen, sodass die Bewegung automatisch sanfter ausfällt.

๑ Zur vollständigen Beruhigung des Gewebes nehmen Sie die Hand zwischen Ihre beiden Hände und reiben sie sanft vom Handgelenk zu den Fingerspitzen aus.

Handgelenk lockern

๑ Halten Sie mit der linken Hand den Arm des Partners fest, um ihn zu stützen. Mit der rechten Hand nehmen Sie das Handgelenk und drehen es einige Male nach rechts, dann nach links.

๑ Das Handgelenk wird stärker bewegt und dadurch auch besser gelockert, wenn man die Drehung mehrere Male in dieselbe Richtung ausführt, anstatt immer einen Halbkreis hin und her zu beschreiben.

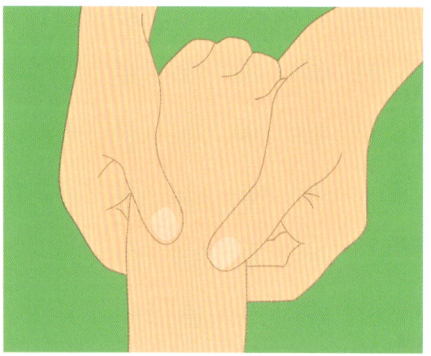

Ausleiten

๑ Um das Gewebe von Schlacken zu befreien, reiben Sie mit den Daumen beider Hände den Handrücken. Die Hand liegt locker, leicht nach innen gewölbt, auf Ihren Fingern.

๑ Gleiten Sie mit Ihren Daumen von den Fingerknöcheln aus zwischen den Handknochen nach unten zum Handgelenk. Führen Sie die Bewegung am besten langsam und mit Druck aus.

Massage für Schwangere

Die Schwangerschaft ist eine besondere Zeit

Fast alle Frauen leiden häufig unter Verspannungen, verkrampften Füßen oder Rückenschmerzen, wenn sie schwanger sind und können deshalb zeitweise recht angespannt sein. Wissenschaftlich ist umstritten, ob Massagen während der Schwangerschaft nützlich oder eher gefährlich sind. Jede Schwangerschaft verläuft individuell: Lassen Sie sich deshalb auf jeden Fall beraten, bevor Sie sich massieren oder massieren lassen.

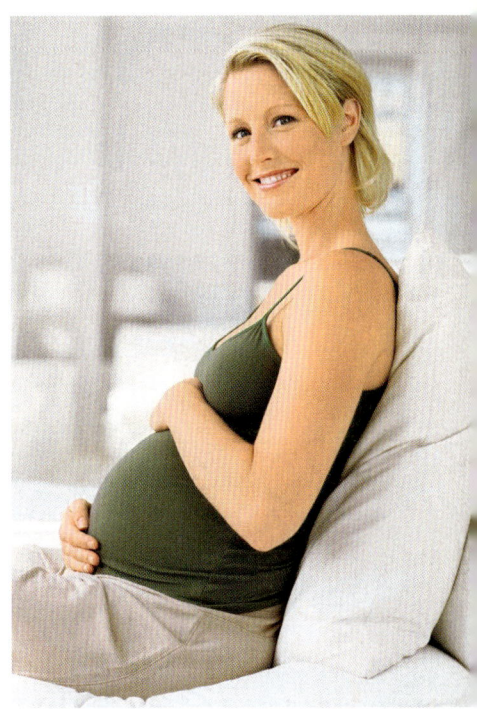

Beruhigende Wirkung von Massagen

Wechselnde Stimulation und Entspannung der Muskeln während der Schwangerschaft lassen Energieströme im Körper besser fließen und können Beschwerden lindern oder vorbeugen. Auch die Nährstoffzufuhr zur Plazenta wird durch die angekurbelte Sauerstoffversorgung verbessert. Die Haut kann besser durchblutet und folglich auch die Schweiß- und Talgproduktion angeregt werden.

Sanfte Berührung ist alles

Wichtig ist, dass der Druck beim Massieren nicht zu kräftig ist. Die Bewegungen sollten sachte ausgeführt werden, da hormonbedingt auch das Bindegewebe lockerer ist.

Besonders entspannend empfinden die meisten Schwangeren Rückenmassagen, bevorzugt im Lendenwirbelsäulenbereich. Auch Gesichts-, Fuß- und Beinmassagen wirken häufig beruhigend. Auf eine Massage bestimmter Akupressurpunkte sollte während der Schwangerschaft eher verzichtet werden, da hier die Gefahr von hormonell ausgelösten Frühgeburten bestehen kann. Informieren Sie sich hierzu am besten bei Ihrem Arzt bzw. Ihrer Hebamme.

Massieren Sie keine Akupressurpunkte!

Pflegen Sie sich vor, während und nach der Massage mit Cremes, Ölen und Lotionen, die natürliche Aromastoffe wie Rose, Kamille oder Lavendel enthalten. Meiden Sie Aromen wie Kiefer, Salbei oder Kiefer. Ihr Körper wird es Ihnen danken, obwohl Sie – wie Sie natürlich wissen – während Ihrer Schwangerschaft sowieso schon viel schöner auf andere wirken!

◉ Massieren Sie die Finger, indem Sie jeden einzeln von der Wurzel zu den Spitzen hin kräftig streichen.

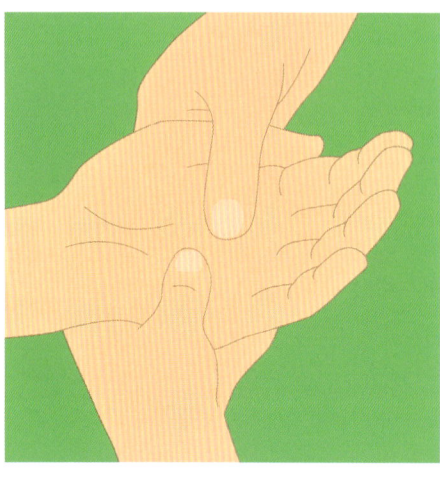

Beruhigen

◉ Nehmen Sie die locker nach innen gewölbte Hand quer zwischen Ihre Hände, Ihre Finger liegen auf dem Handrücken, Ihre Daumen auf dem Handteller. Die Daumen liegen dabei in umgekehrter Richtung nebeneinander.

◉ Reiben Sie von der Mitte der Hand nach außen, und zwar abwechselnd mit beiden Daumen, sodass eine Pendelbewegung entsteht. Der Druck kann kräftig sein, aber nicht zu stark. Es ist wichtig, dass der Partner den Griff als angenehm und entspannend empfindet.

◉ Nehmen Sie sich die rechte Hand vor und bearbeiten Sie sie genauso.

Abschließen

Achten Sie auf die Atmung des Partners.

◉ Die abschließenden Griffe werden bei beiden Händen gleichzeitig ausgeführt. Nehmen Sie die Hände des Partners so in Ihre, dass seine Handflächen nach oben zeigen. Ihre Finger stützen die Hände des Partners von oben und Ihre Daumen liegen auf den Handflächen.

◉ Legen Sie Ihre Daumen in die Mitte der Handteller, unterhalb des Mittelfingers und auf halber Höhe zwischen Handgelenk und Fingeransatz. Dieser Punkt entspricht dem Solarplexuspunkt der Reflexzonenmassage, der Körpermitte. Bitten Sie den Partner, tief durchzuatmen, und reiben Sie diesen Punkt kreisförmig, ohne besonderen Druck. Der Partner kann dabei die Augen schließen, das hilft, sich auf die Atmung zu konzentrieren.

◉ Wenn Sie spüren, dass er einen gleichmäßigen, tiefen Atemrhythmus gefunden hat, begleiten Sie die Atemzüge noch eine halbe Minute und lassen erst dann den Solarplexuspunkt los. Legen Sie Ihre Handflächen flach auf die des Partners und verharren Sie so eine Minute lang.

Selbstmassage der Hand

Viele Griffe der Partnerhandmassage lassen sich auch allein durchführen. Wer viel mit den Fingern arbeitet, wie Sekretärinnen und Klavierspieler, kann seine Hände durch eine Selbstmassage zwischendurch entspannen und überanstrengte Muskeln beruhigen.

Streichen

- Legen Sie Ihr linkes Handgelenk locker auf ein zusammengerolltes Handtuch. Die Hand wird auf diese Weise gestützt und lässt sich trotzdem leicht greifen.
- Greifen Sie mit der rechten Hand Ihre linke an der Kleinfingerseite, sodass der Daumen auf der Handfläche, die Finger auf dem Handrücken liegen. Streichen Sie vom Handgelenk aus kräftig über die ganze Hand. Ihr Daumen folgt den Handknochen zum kleinen Finger und streicht auch den kleinen Finger bis zur Spitze aus.
- Fangen Sie wieder am Handgelenk an und setzen Sie die Bewegung über jeden Finger fort. Sie können dabei an den Fingern etwas ziehen.
- Um den Daumen ebenso zu streichen, drehen Sie Ihre Hand um, sodass die Fingerspitzen nach unten zum Handgelenk zeigen. Stützen Sie mit den Fingern der rechten Hand die Daumenoberseite der linken ab und streichen Sie mit festem Druck Ihres rechten Daumens vom Handgelenk über den Ballen bis zur Daumenspitze.
- Wiederholen Sie beides fünfmal.

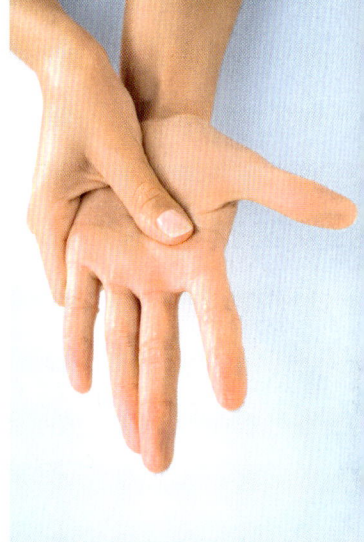

Dehnen

- Sie können Ihre eigene Hand dehnen, indem Sie sie zwischen Finger und Daumen der anderen legen und kräftig quer streichen. Der Daumen Ihrer rechten Hand liegt auf dem Handteller der linken, die Finger auf dem Handrücken.
- Streichen Sie die Handfläche in einem Halbkreis von der Daumen- zur Kleinfingerseite nach unten und außen. Die Finger drücken von unten dagegen. Beginnen Sie am Ballen des kleinen Fingers und arbeiten Sie sich bis zum Daumen vor.

Reiben

- Greifen Sie mit der rechten Hand die Kleinfingerseite Ihrer linken zwischen Daumen und Fingern. Reiben Sie Ihre linke Handfläche mit dem rechten Daumen vom Handgelenk bis zum Fingeransatz. Orientieren Sie sich dabei wieder an den Handknochen. Beginnen Sie an der Kleinfingerseite und arbeiten Sie sich durch bis zum Zeigefinger.
- Drehen Sie Ihre rechte Hand um, sodass nun die Finger auf dem Handteller Ihrer linken Hand ruhen und der Daumen den Handrücken stützt. Reiben Sie anschließend Ihre Handfläche in kleinen, kreisförmigen Bewegungen mit dem Zeigefinger.

Orientieren Sie sich an den Handknochen.

❱ Reiben Sie die Finger und den Daumen quer. Nehmen Sie dazu jeden einzelnen Finger Ihrer linken Hand zwischen Daumen und Finger Ihrer rechten und schließen Sie die Finger zur Faust, sodass Finger und Daumen einen Ring bilden.

❱ Reiben Sie dann in einer drehenden Bewegung jeden Finger von der Wurzel bis zur Spitze mit diesem Ring. Öffnen Sie den Ring allmählich, je weiter Sie zur Fingerspitze kommen. Das oberste Glied der Finger sollte nur noch zwischen Daumen und Zeigefinger gerieben werden.

Kneten

Das Kneten der Hände wirkt belebend auf die Muskeln.

❱ Um müde Muskeln wieder munter zu machen, kneten Sie Ihre Hände. Stützen Sie Ihr linkes Handgelenk wieder mit einem zusammengerollten Handtuch ab oder legen Sie Ihre Hand locker auf einen Tisch.

❱ Nehmen Sie kleine Gewebepartien zwischen Daumen und Zeigefinger Ihrer rechten Hand. Beginnen Sie mit der Kleinfingerseite und nehmen Sie sich dann den Daumenballen vor. Bearbeiten Sie besonders die Falte zwischen Daumen und Hand.

❱ Wiederholen Sie alle Griffe an der rechten Hand.

Handgelenk lockern

❱ Drehen Sie Ihre Handgelenke, so weit Sie können. Wiederholen Sie die Drehung zehnmal.

❱ Legen Sie den Daumen Ihrer rechten Hand auf die Innenseite Ihres linken Handgelenks und die Finger auf die andere. Reiben Sie mit dem Daumen von der Mitte ausgehend in kleinen Kreisen nach außen. Sie müssen die Position Ihrer rechten Hand dabei ändern.

❱ Wenn Sie die Kleinfingerseite des linken Handgelenks reiben, arbeitet die rechte Hand von unten. Wird die Daumenseite massiert, arbeitet sie von oben vom Daumen aus. Reiben Sie das Handgelenk der rechten Hand auf die gleiche Weise.

❱ Schütteln Sie Ihre Hände dann ausgiebig nach unten aus. Cremen Sie sie dann mit einer Feuchtigkeitscreme ein.

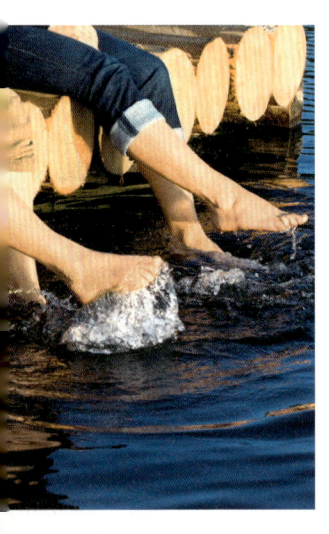

Gut zum Fuß

Die Füße haben selten Gelegenheit, ihre ganze Beweglichkeit auszuschöpfen. Und wenn sie nicht gerade wehtun, weil die Schuhe drücken, könnte man sogar meinen, sie wären ziemlich unempfindlich. Doch wer schon einmal versucht hat, auf Waldboden oder im Garten barfuß zu gehen, merkt schnell, wie leicht die Fußsohlen auf kleinste Unebenheiten mit Schmerzen reagieren und wie genau sie unterschiedliche Bodenbeschaffenheiten spüren.

Eine Fußmassage gleicht die „Reizarmut" aus, unter der die Füße leiden. Und die feinen Nerven der Fußsohlen sind ebenso empfänglich für die wohltuende Wirkung der Berührung wie Hände und Gesicht. Über die Reflexzonen stehen die Füße mit allen Organen und Körperbereichen in Verbindung, sodass eine Massage der Füße den ganzen Körper entspannen kann. Die Anordnung der Reflexzonen auf dem Fuß folgt – ganz grob – der Position der Organe im Körper. Der Kopf mit Gehirn, Augen, Zähnen ist auf den Zehen abgebildet, der untere Rücken auf den Fersen. Die inneren Organe liegen entsprechend ihrer Position im Körper dazwischen, der rechte Fuß entspricht der rechten Körperhälfte, der linke Fuß der linken. Paarige Organe wie Lunge und Nieren haben Reflexpunkte auf beiden Füßen.

Eine Fußmassage wirkt auf verschiedene Körperbereiche.

Legt man beide Füße nebeneinander, erhält man ungefähr eine Karte des Körpers, bei der die Mitte, wo die Füße zusammentreffen, die Wirbelsäule darstellt. Wie auf den Händen befindet sich auch auf den Fußsohlen ein Solarplexuspunkt. Durch seine Verbindung mit der Körpermitte wirkt eine Massage dieses Punktes entspannend auf Herz, Kreislauf und Atemsystem.

Vorbereitung

Vor der Fußmassage sollte sich der Partner die Füße waschen und gegebenenfalls dicke Hornhaut mit Bimsstein abrubbeln. Sie können sich dem Partner gegenüber setzen und seine Füße auf Ihren Schoß oder auf einen Stuhl oder Hocker legen. Legen Sie ein Kissen unter die Füße, damit es nirgends drückt. Zum Massieren selbst wird kein Öl verwendet, weil das die Fußsohlen zu glatt macht. Nach der Massage können Sie die Füße aber durchaus mit einem duftenden Pflegeöl oder einer Körperlotion einreiben.

Erholung pur

TIPP

Im Gegensatz zur Ganzkörper- oder Rückenmassage können Sie die Fußmassage durchaus auch im weichen Bett durchführen. Wenn Sie sich mit dem Rücken gut anlehnen, können Sie die Füße des Partners bequem auf Ihren Beinen massieren.

Öffnen

- Nehmen Sie mit beiden Händen den linken Fuß so, dass Ihre Finger zum Knöchel zeigen. Die Daumen liegen in der Mitte des Fußrückens nebeneinander, die Finger auf der Sohle.
- Streichen Sie die Füße sanft zu den Zehen hin. Beginnen Sie in der Fußmitte und arbeiten Sie sich zu den Rändern vor.
- Machen Sie das Ganze siebenmal, steigern Sie den Druck dabei.

Auch diese Bewegungen sollen sanft ausgeführt werden.

Passive Bewegungen

» Stützen Sie den Fuß mit der linken Hand am Knöchel und beugen Sie ihn in Richtung Knie.

» Strecken Sie ihn dann vorsichtig nach vorn, so weit es geht. Wiederholen Sie die Bewegung fünfmal.

» Drehen Sie den Fuß fünfmal nach links, dann fünfmal nach rechts, auch so weit es geht. Beide Bewegungen dürfen ein bisschen ziehen, aber nicht so, dass es wehtut.

Dehnen

» Dehnen Sie dann den Fuß, indem Sie ihn zwischen ihre beiden Hände nehmen und leicht nach außen ziehen. Der Daumen liegt auf der Sohle, die Finger auf dem Fußrücken, jeweils in der Mitte gegenüber. Beginnen Sie an der Ferse und arbeiten Sie sich vor bis zu den Ballen.

» Die Daumen streichen die Fußsohle kräftig von innen nach außen, die Finger stützen die Daumen und drücken gleichzeitig von oben etwas dagegen. Die Füße sind dabei gebeugt. Stützen Sie mit der linken Hand den Fuß und schließen Sie die rechte Hand zur Faust.

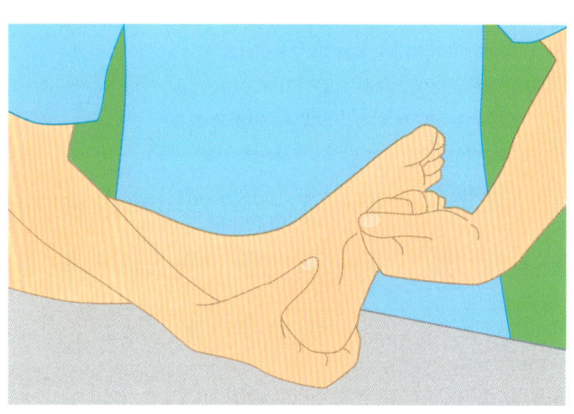

» Massieren Sie mit den Fingerknöcheln die Fußsohle. Drücken Sie die Knöchel unterhalb der Ferse etwas ins Gewebe und ziehen Sie fünfmal über den Fuß bis zu den Zehen.

» Dehnen Sie die Zehen, indem Sie jede einzelne zwischen Daumen und den Zeigefinger nehmen und nach oben streichen. Ziehen Sie dabei leicht an den Zehen.

Lockern

» Umschließen Sie dann mit beiden Händen den Fuß und „wringen" Sie ihn ein paarmal hin und her. Das lockert die Hauptmuskeln.

» Halten Sie mit der linken Hand den Fuß fest und reiben Sie mit dem Daumen der rechten Hand die gesamte Fußsohle, um Verspannungen zu lösen. Fangen Sie an der Ferse an und bearbeiten Sie dann den Fuß bis zu den Ballen.

» Drücken Sie die Daumenkuppe vorsichtig in das Gewebe, reiben Sie kreisförmig und verringern Sie dann langsam den Druck, bevor Sie sich die nächste Stelle vornehmen.

◉ Reiben Sie auch den äußeren Rand des Fußes von der Ferse bis zu den Zehen. Lockern Sie die Zehen, indem Sie jede einzelne zwischen Daumen und Zeigefinger nehmen und sanft hin- und herwringen. Die große Zehe können Sie kreisförmig reiben.

◉ Halten Sie den Fuß mit der linken Hand fest und ballen Sie die rechte Hand wieder zur Faust. Beginnen Sie dieses Mal jedoch an den Zehen und streichen Sie mit den Knöcheln über die Fußsohle.

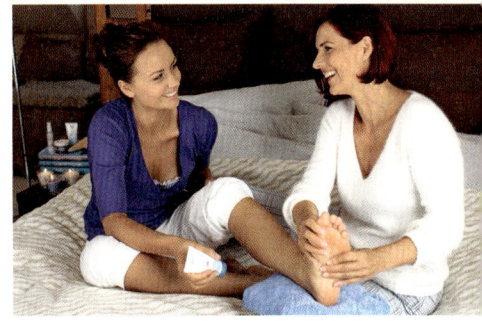

◉ In der Fußmitte, wo sich der Fuß etwas nach innen wölbt, erhöhen Sie den Druck und streichen besonders langsam. Führen Sie die Bewegung fünfmal durch.

Rollen

◉ Legen Sie beide Hände halb um den Fuß. Die Daumenballen liegen an den Rändern der Sohle auf, die Fingerballen liegen auf dem Fußrücken.

◉ Rollen Sie nun den Fuß zwischen den Händen hin und her. Die Fußränder werden dabei abwechselnd nach innen und nach außen gedrückt. Üben Sie etwas, bis Sie eine flüssige Bewegung schaffen und rollen Sie dann möglichst schnell und gleichmäßig den Fuß zehnmal.

◉ Umfassen Sie mit beiden Händen den linken Knöchel. Die Handflächen liegen locker links und rechts auf. Bewegen Sie dann Ihre Hände vor und zurück, sodass der Knöchel hin- und herwippt.

◉ Führen Sie auch diese Bewegung mindestens zehnmal durch, sie entspannt und regt gleichzeitig die Durchblutung des Fußes an.

Der Solarplexuspunkt

◉ Legen Sie beide Daumen aufeinander auf den Solarplexuspunkt. Er liegt direkt unterhalb der Fußballen und in der Mitte der Sohle. Seine Position auf dem Fuß ist ungefähr die gleiche wie die seines „Pendants" auf der Hand. Drücken Sie mit beiden Daumen auf diesen Punkt und verharren Sie einige Sekunden, ohne dabei den Druck zu verringern.

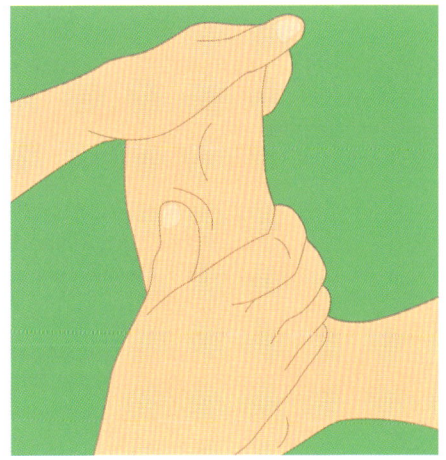

◉ Nehmen Sie den Druck dann weg und setzen Sie neu an. Wiederholen Sie diesen Griff dreimal. Halten Sie dabei mit der linken Hand die Zehen des linken Fußes fest.

- Nehmen Sie den Fuß zwischen Finger und Daumen Ihrer rechten Hand, sodass der Daumen auf dem Solarplexuspunkt liegt und die Finger ihn durch ihren Gegendruck stützen.
- Biegen Sie die Zehen sanft etwas nach innen zur Sohle hin. Drücken Sie Ihren rechten Daumen fest auf den Solarplexuspunkt und ziehen Sie ihn einen Zentimeter herunter.
- Wiederholen Sie auch diesen Griff dreimal. Massieren Sie den anderen Fuß auf die gleiche Weise.

Schließen

- Nehmen Sie beide Füße in die Hände. Die Finger liegen auf dem Fußrücken, die Daumen auf dem Solarplexuspunkt. Drücken Sie mit dem Daumen auf den Reflexpunkt und verharren Sie einen Moment lang so. Lassen Sie dann los und pressen Sie von neuem.

Die Massage begleitet die Atmung des Partners.

- Bitten Sie den Partner, tief zu atmen. Üben Sie Druck aus, wenn er einatmet, und lassen Sie los, wenn er ausatmet. Begleiten Sie den Atem etwa eine Minute lang. Streichen Sie dann die Füße mit beiden Händen sanft von den Fersen in Richtung Zehen aus.

Selbstmassage der Füße

Mit einer wohltuenden, entspannenden Fußmassage lassen sich ganz wunderbar auch die eigenen Füße verwöhnen. Nehmen Sie ein schönes warmes Fußbad mit einem pflegenden Badezusatz, machen Sie es sich auf dem Sofa gemütlich und gönnen Sie Ihren Füßen das volle „Relax-Programm".

Ertasten

- Setzen Sie sich so hin, dass Ihre Beine volle Bewegungsfreiheit haben, am besten auf ein bequemes breites Sofa oder auf die Erde. Winkeln Sie Ihr linkes Bein möglichst weit an, die Fußsohlen zeigen zu Ihnen.
- Ertasten Sie zunächst Ihren Fuß von allen Seiten. Stützen Sie Ihren Fuß mit der linken Hand ab. Streichen Sie mit dem Daumen Ihrer rechten Hand langsam kreuz und quer über den Fußrücken, die Ferse und die Zehen, und erspüren Sie, wie sich der Fuß anfühlt.
- Ertasten Sie, an welchen Stellen er weich ist, wie es sich anfühlt, wenn Sie darauf drücken und wie die Knochen verlaufen. Tasten Sie dann die Fußsohle ebenso ab.

Bewegung

- Strecken Sie Ihr Bein aus. Ihre Fußsohle zeigt nach vorn, die Ferse liegt auf der Unterlage auf. Lockern Sie Ihren Fuß erst, indem Sie ihn in Richtung Knie beugen und dann möglichst weit nach vorn strecken.

◗ Führen Sie die Bewegung sechsmal durch. Kreisen Sie dann ebenfalls sechsmal mit Ihrem Fuß um den Knöchel. Versuchen Sie dabei, den Kreis langsam immer größer zu ziehen.

Streichen

◗ Winkeln Sie Ihr Bein wieder an, sodass Sie Ihren Fuß gut mit den Händen erreichen können. Streichen Sie mit dem Ballen Ihrer rechten Hand die Fußsohle von den Zehen bis zu den Fersen.

◗ Setzen Sie den Ballen an den Zehenwurzeln an und ziehen Sie ihn mit kräftigem Druck zu den Fersen hin. Beginnen Sie an der Fußinnenseite, und streichen Sie die Fußsohle Stück für Stück, bis Sie an der Außenseite angelangt sind. Folgen Sie dabei den Konturen des Fußes und drücken Sie Ihren Ballen fest in die Wölbung in der Fußmitte.

Das Streichen belohnt die Füße nach stressigen Tagen.

◗ Streichen Sie nicht hin und her, sondern setzen Sie die Bewegung jedes Mal neu an. Mit Ihrer linken Hand stützen Sie gleichzeitig den Fußrücken ab. Stützen Sie dann mit Ihrer linken Hand die Sohle ab und wiederholen Sie die Streichung mit dem Handballen auf dem Fußrücken. Auf dem Fußrücken können Sie bereits auf den Zehen ansetzen. Streichen Sie dann mit den Fingern an den Fußknochen entlang von den Zehen bis zum Knöchel.

Lockern

◗ Umfassen Sie Ihren Fuß mit beiden Händen. Die Daumen liegen auf dem Fußrücken und die Finger auf der Sohle.

◗ Streichen Sie den Fußrücken kräftig von den Zehen bis zum Knöchel. Die Daumen beginnen nebeneinander in der Fußmitte und arbeiten sich zu beiden Seiten nach außen vor. Sie können versuchen, mit Daumen und Fingern gleichzeitig zu streichen. Ihr Daumen streicht dann den Fußrücken, die anderen Finger die Fußaußenseiten.

TIPP

Was die Füße fit hält

◗ *Laufen Sie barfuß, so oft Sie können. Das lässt den Füßen ihre Freiheit, stimuliert die Fußnerven und entspannt verkrampfte Muskeln.*

◗ *Schneiden Sie die Fußnägel immer gerade ab.*

◗ *Reiben Sie die Hornhaut regelmäßig mit Bimsstein oder einer Hornhaut-Raspel ab. So sehen die Füße schöner aus, fühlen sich besser an und bekommen keine Hühneraugen.*

◗ *Gegen schmerzende und überanstrengte Füße hilft ein entspannendes Fußbad mit Kamillenblüten.*

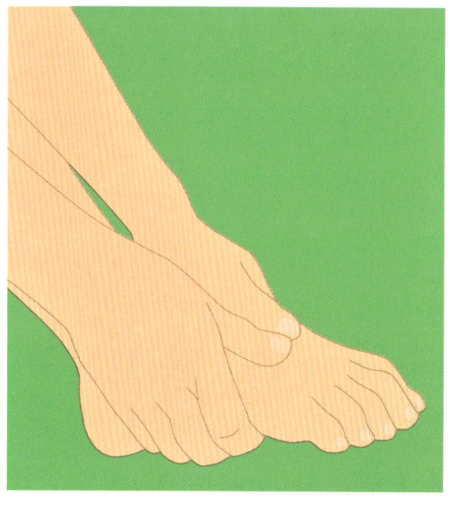

🔊 Kneten Sie die Fußränder mit Daumen und Zeigefinger beider Hände. Nehmen Sie sich zunächst die Außenseite vor. Beginnen Sie am Zehenansatz und kneten Sie kleine Partien bis zum Knöchel. Das Kneten der Außenränder kann etwas schwierig sein, weil man den Fuß dabei ziemlich drehen muss.

🔊 Probieren Sie, ob es Ihnen leichter fällt, wenn Sie den Fuß auf einen Sessel vor sich legen. Stützen Sie mit Ihrer linken Hand den Fuß ab und kneten Sie die Fußinnenseite mit Daumen und Zeigefinger Ihrer rechten Hand. Arbeiten Sie auch hier am besten in kleinen Partien von den Zehen bis zur Ferse hin.

🔊 Rollen Sie Ihren Fuß wie bei der Partner-Fußmassage unter „Rollen" beschrieben. Legen Sie Ihre linke Hand anschließend an die linke Fußseite und Ihre rechte an die andere. Rollen Sie den Fuß zwischen Ihren Handflächen hin und her und lassen Sie Ihre Hände dabei von oben nach unten gleiten.

Reiben

🔊 Winkeln Sie Ihre Beine an, sodass Sie Ihren Knöchel möglichst eng an den eigenen Körper holen. Setzen Sie Zeige- und Mittelfinger beider Hände ziemlich steil am Rand des Knöchels an. Reiben Sie dann in kleinen Kreisen um den Knöchel herum.

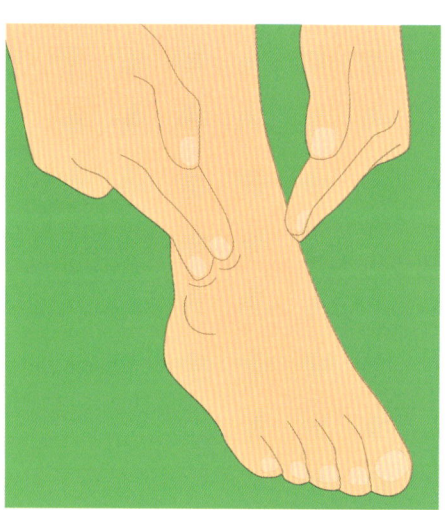

🔊 Greifen Sie die Achillessehne zwischen Daumen und Zeigefinger Ihrer rechten Hand. Reiben Sie sie von der Wade zur Ferse und zurück. Kneten Sie sie anschließend.

🔊 Nehmen Sie sich Ihre Fußsohle vor. Reiben Sie, auch mit steil angesetzten Fingern, Ihre Fußsohle gut durch.

🔊 Verharren Sie einen Moment auf dem Solarplexuspunkt und pressen Sie ihn fünfmal, so tief Sie können. Setzen Sie die Daumen Ihrer beiden Hände von links und rechts quer auf der Fußsohle an.

🔊 Reiben Sie dann in einer Pendelbewegung gründlich mit etwas kräftigerem Druck die Wölbung auf der Mitte der Fußsohle.

Die Zehen

⊚ Streichen Sie mit Daumen und Zeigefinger Ihrer rechten Hand jede einzelne Zehe vom Ansatz bis zu den Spitzen und anschließend in umgekehrter Richtung aus.

⊚ Spreizen Sie mit Ihren Fingern die Zehen so weit wie möglich auseinander und bewegen Sie sie dann einzeln hin und her. Ziehen Sie an jeder Zehe ein wenig.

Ausstreichen

⊚ Streichen Sie sechsmal flächig mit beiden Händen von den Zehen bis zum Knöchel Ihres Fußrückens. Nehmen Sie Ihren Fuß flach zwischen beide Hände und streichen Sie über Sohle und Rücken gleichzeitig von den Zehen aus bis über Schienbein und Waden.

⊚ Nehmen Sie sich dann anschließend Ihren rechten Fuß vor.

Neue Energie durch Massage

Durch ihre anregende Wirkung auf Blut- und Lymphkreislauf kann Massage auch sehr belebend sein. Häufig wirken die gleichen Griffe sowohl entspannend als auch belebend, je nachdem wie sie durchgeführt werden. Schnelle, energische Bewegungen erhöhen den Muskeltonus, bringen den Kreislauf auf Trab und machen Körper und Geist wieder fit. Außerdem haben sie eine psychische Wirkung: Die kräftigen Bewegungen des massierenden Partners wirken einfach ansteckend. Er übermittelt Energie und Tatkraft, sodass sich der Massierte anschließend selbst wieder schwungvoller fühlt und sich besser konzentrieren kann.

Kräftige Bewegungen wirken positiv auf die Psyche.

Die belebende Massage eignet sich durchaus für „zwischendurch", wenn Sie noch etwas vorhaben und frisch sein möchten. Sie brauchen dafür auch kein Öl. Auch wenn die Griffe bei der anregenden Massage kräftiger ausgeführt werden als bei der Entspannungsmassage: Streichen Sie zu Beginn und gegen Ende einer Teilmassage immer aus. Beginnen Sie nicht gleich mit Kneten oder Reiben. Sie können allerdings mit mehr Druck und deutlich schneller streichen.

TIPP

Spannend

Arbeiten Sie für eine belebende Massage schnell, rhythmisch und energisch. So übertragen Sie Spannung auf den Partner, nicht Anspannung.

Schwung für die Beine – in der Bauchlage

Vorbereitung

- Bitten Sie den Partner, sich auf den Bauch zu legen. Knien oder stellen Sie sich vor seine Füße oder neben seine Unterschenkel.
- Legen Sie ein zusammengerolltes Handtuch oder auch ein Kissen unter die Füße, damit die Beinmuskeln nicht arbeiten müssen. Denken Sie daran, dass Sie auf keinen Fall auf Krampfadern massieren dürfen!

Längsstreichung

- Legen Sie beide Hände flach nebeneinander auf das Bein des Partners. Beginnen Sie an den Fesseln und streichen Sie kräftig in einer langen Bewegung über Waden und Oberschenkel in Richtung Po. Vermindern Sie den Druck, wenn Sie über die Kniekehle streichen.

Massieren Sie zügig und dynamisch.

- Denken Sie daran, möglichst viel Dynamik in Ihre Bewegung zu legen und die Streichungen zügig und relativ schnell durchzuführen. Wenn Sie am Po angelangt sind, teilen sich Ihre Hände. Streichen Sie dann mit der linken Hand an der Beininnenseite zurück zum Knöchel, mit der rechten Hand an der Außenseite.
- Führen Sie diese Rückwärtsbewegung sanft durch, und üben Sie nur beim Hochstreichen Druck aus. Wiederholen Sie die Bewegung fünfmal.
- Lassen Sie Ihre Kraft insbesondere auf die Innenseite der Beine wirken, denn dort verlaufen große Venen und Lymphgefäße. Sie unterstützen damit den Rückfluss von verbrauchtem Blut zum Herz und die Ausscheidung von Schlacken.

Querstreichung

- Legen Sie dann die Hände nebeneinander quer über das Bein. Streichen Sie mit kräftigem Druck von den Fesseln aus über die Waden bis zur Kniekehle. Stellen Sie sich dabei vor, Sie würden Wasser aus dem Gewebe schieben (was Sie auch tatsächlich tun!). Die Kniekehle wird ausgespart, arbeiten Sie bei der Querstreichung nicht über sie hinweg.
- Nehmen Sie wieder Druck weg und kehren Sie zur Ferse zurück. Führen Sie die Bewegung viermal durch.

Die Streichung reicht bis hinunter zum Po.

- Streichen Sie dann die Wade dreimal aus und setzen Sie bei der letzten Streichung die Bewegung zum Oberschenkel fort. Führen Sie dort die gleiche Bewegung durch. Fangen Sie oberhalb der Kniekehle an und streichen Sie bis zum Po.
- Um genügend Druck auf die Oberschenkel auszuüben, legen Sie Ihr Gewicht am besten auf den Handballen. Streichen Sie den Oberschenkel dann sanft aus.

Reiben

- ● Umfassen Sie die Fesseln mit beiden Händen. Ihre Daumen liegen nebeneinander und zeigen in Richtung Kniekehle. Reiben Sie mit den Daumen zügig und in kurzen Stückchen den Wadenmuskel.

- ● Ertasten Sie, wie der Muskel verläuft: Er ist zweigeteilt. Reiben Sie ihn sowohl in der Wadenmitte, in der die beiden Hälften zusammentreffen, als auch an den beiden Rändern.

- ● Verharren Sie immer am Ende Ihrer Bewegung etwas und pressen Sie fest die Stelle, an der Sie gerade sind. Reiben Sie den Oberschenkel mit dem Handballen in kreisförmigen Bewegungen. Führen Sie die Bewegung schnell und rhythmisch mit kräftigem Druck aus. Streichen Sie das Bein von den Füßen zum Po aus.

Halten Sie am Ende der Bewegung kurz inne.

Lockern

- ● Winkeln Sie den Unterschenkel an und stützen Sie den Fuß mit Ihrem Körper ab. Ergreifen Sie den Unterschenkel mit beiden Händen so, dass Ihre Finger auf der Wade liegen und Ihre Daumen auf dem Schienbein.

- ● Rollen Sie den Unterschenkel zwischen Ihren Händen hin und her. Bewegen Sie Ihre Hand dabei fortlaufend von den Fesseln zum Knie. Rollen Sie den Unterschenkel auf diese Weise dreimal, streichen Sie ihn aus und legen Sie ihn wieder auf die Unterlage.

Kneten

- ● Beginnen Sie wieder an den Fesseln. Legen Sie Hände links und rechts an das Bein, die Daumen liegen auf der Wade und zeigen zur Kniekehle, die Finger liegen an den Seiten. Kneten Sie nun die beiden Hälften des Wadenmuskels jeweils zwischen Fingern und Daumen beider Hände in Längsrichtung.

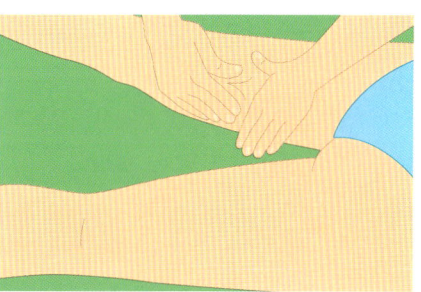

- ● Heben Sie dabei mit Ihren Fingern den Muskel etwas hoch und drücken Sie ihn mit den Daumen wieder hinunter. Legen Sie beide Hände nebeneinander quer auf den Unterschenkel. Packen Sie den Wadenmuskel mit beiden Händen und kneten Sie ihn zwischen Daumen und Fingern quer. Kneten Sie nicht den ganzen Muskel, sondern zuerst seine äußere und dann seine innere Hälfte. Beginnen Sie an den Fesseln und arbeiten Sie bis zum Knie. Die Kniekehlen werden wieder ausgespart.

- ● Wiederholen Sie die Knetung, wobei Sie dieses Mal nicht mit Daumen und Fingern kneten, sondern mit Handballen und Fingern.

- Kneten Sie dann den Oberschenkel. Nehmen Sie dazu das Gewebe an seiner Innenseite zwischen Daumen und Finger beider Hände und kneten Sie es kräftig und schnell in Richtung Po durch. Arbeiten Sie dabei zum Rand des Beines hin, nicht zur Mitte.
- Kneten Sie dann die Außenseite des Oberschenkels auf die gleiche Weise. Der obenauf liegende Teil des Oberschenkels wird nicht geknetet, das kann wehtun. Anschließend massieren Sie die Seitenpartien zwischen Handballen und Fingern wie an der Wade. Streichen Sie das Bein wieder von den Fesseln zum Po dreimal aus.

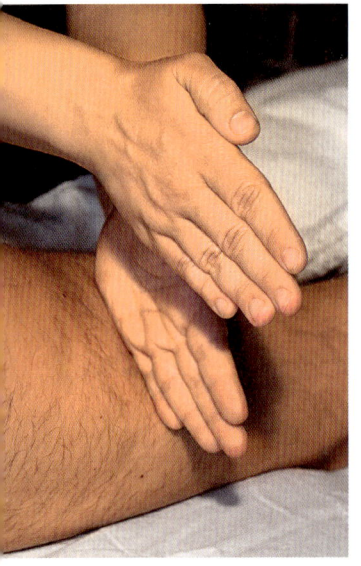

Hacken

- Mit der Hacktechnik wecken Sie auch noch die müdesten Lebensgeister. Knien oder stellen Sie sich neben den Unterschenkel des Partners und hacken Sie mit den Handkanten sehr gleichmäßig und energisch den Wadenmuskel von der Achillessehne bis zur Kniekehle.
- Streichen Sie bei der Rückwärtsbewegung über das Bein und beginnen Sie anschließend von Neuem. Wenn Sie den Unterschenkel zweimal bearbeitet haben, streichen Sie ihn gut aus. Die Rückseite des Oberschenkels sollte nicht gehackt werden.

Die Füße

- Streichen Sie als Erstes den Fuß von den Zehen bis zum Knöchel aus. Nehmen Sie dann den Fuß so in Ihre beiden Hände, dass die Finger auf dem Fußrücken und die Daumen auf der Sohle liegen.
- Reiben Sie in kleinen kreisförmigen Bewegungen mit kräftigem Druck die Sohle von den Ballen bis zur Ferse. Führen Sie aber keine Spiralbewegung über den Fuß durch, sondern setzen Sie jedes Mal neu an. Reiben Sie so den Fuß einmal durch.
- Kneten Sie die Fußränder zwischen Daumen und Fingern durch. Beginnen Sie auch hier bei den Zehen und arbeiten Sie sich vor bis zur Ferse. Kneten Sie jede Seite zweimal durch.

TIPP Reflexzonen nutzen

Denken Sie an die Reflexzonen auf den Füßen. Wenn der Partner anschließend noch geistig arbeiten muss, können Sie die Reflexzone des Kopfes, also die Zehen, stärker bearbeiten.

◗ Führen Sie passive Bewegungen mit den Zehen aus und reiben Sie v. a. die große Zehe kräftig mit dem Daumen. Drücken Sie fest mit dem Daumen auf die Unterseite des obersten Gliedes der Zehen, während Ihre Finger die Zehe von der anderen Seite stützen.

◗ Streichen Sie mit dem Daumen dann energisch die Oberseiten der Zehen in Richtung Fuß. Nehmen Sie den Fuß flach zwischen Ihre Hände. Streichen Sie mit der rechten Hand die Fußsohle in Richtung Ferse aus, während Ihre linke Hand den Fußrücken stützt. Massieren Sie den anderen Fuß genauso.

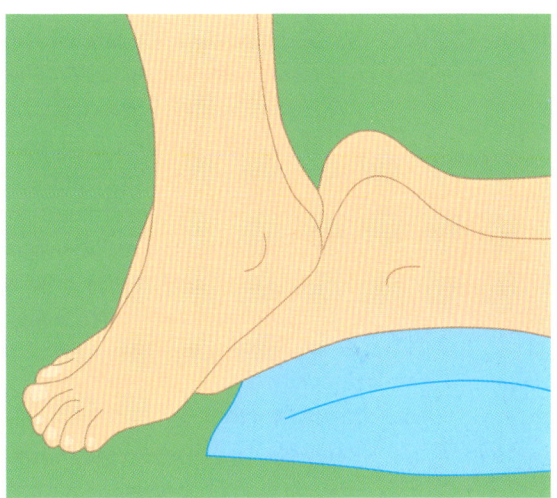

◗ Probieren Sie zum Schluss eine Shiatsu-Technik: Stellen Sie sich auf die Fußsohlen des Partners. Sie müssen ihm dazu den Rücken zukehren. Ihre Fersen ruhen auf der Wölbung seiner Sohle.

◗ Legen Sie Ihr ganzes Körpergewicht zuerst auf Ihren linken, dann auf Ihren rechten Fuß, und wechseln Sie so zehnmal hin und her. Der Partner braucht dafür unbedingt eine geeignete Unterlage für das Fußgelenk, da es sonst schmerzhaft wird.

◗ Üben Sie die Gewichtsverlagerung erst auf dem Boden, bevor Sie sie auf den Sohlen des Partners ausüben.

Schwung für die Beine – in der Rückenlage

Der Unterschenkel

◗ Beginnen Sie mit dem linken Bein. Streichen Sie es viermal vom Fuß bis zur Hüfte aus. Legen Sie beide Hände flach an die Seiten, Ihre Daumen liegen links und rechts des Schienbeins.

◗ Streichen Sie schnell und kräftig ebenfalls viermal vom Fußrist zum Knie. Üben Sie dabei mit dem Daumen den Hauptdruck aus. Winkeln Sie das Bein des Massierten dabei an, sodass seine Fußsohlen auf der Unterlage stehen. **Der Druck geht vom Daumen aus.**

◗ Streichen Sie mit dem Ballen Ihrer linken Hand die Innenseite des Schenkels kräftig mit dem Handballen vom Knöchel bis zum Knie. Die rechte Hand stützt das Bein ab. Streichen Sie die Außenseite mit dem rechten Handballen, wo bei die linke Hand abstützt.

Das Knie

◈ Reiben Sie dann mit dem Daumen in kleinen Kreisen um das Knie herum. Massieren Sie aber nicht direkt auf der Kniescheibe.

Der Oberschenkel

Kneten Sie v. a. die Seiten.

◈ Beginnen Sie auch hier mit einer energischen Reibung vom Knie bis zum Schritt. Kneten Sie dann den Oberschenkel gründlich durch. Konzentrieren Sie sich dabei auf die Seitenpartien.

◈ Kneten Sie zwischen Daumen und Ballen beider Hände und drücken Sie nicht zu fest. Arbeiten Sie lieber etwas schneller. Wenn Sie mit den Fingern arbeiten oder Ihre Hände zu weit schließen, kneifen Sie den Partner eher, als dass Sie kneten.

◈ Hacken oder klopfen Sie anschließend den Oberschenkel. Streichen Sie ihn dann aus. Verbinden Sie das Bein, indem Sie dreimal vom Fuß bis zur Hüfte streichen.

Energie für den Rücken

Bitten Sie Ihren Partner, sich wieder auf den Rücken zu drehen. Er kann sich für die Rückenmassage auch rittlings auf einen Stuhl setzen und die Arme locker auf die Lehne legen. Am besten legt man dabei ein dickes Kissen auf die Stuhllehne, sonst tun nach ein paar Minuten die Arme weh.

INFO Leicht bekleidet

Für die anregende Rückenmassage braucht sich der Massierte nicht unbedingt auszuziehen. Sie können durchaus durch eine leichte Bluse oder ein T-Shirt hindurch arbeiten.

Die Schultern

◈ Stellen Sie sich hinter Ihren Partner. Streichen Sie die Schultern vom Nacken bis zu den Armen dreimal aus. Legen Sie Ihre Unterarme auf die Schultern, beugen Sie sich etwas vor, damit Sie Ihr Körpergewicht bei der Massage einsetzen können, und streichen Sie mit den Unterarmen fünfmal über die Schultern.

◈ Streichen Sie dann mit Ihren Unterarmen quer über den Schultern hin und her. Bewegen Sie sich dabei gleichzeitig auch vom Nacken zu den Armen. Gehen Sie so schnell vor, wie Sie können, aber bleiben Sie rhythmisch. Führen Sie die Bewegung mit Druck aus. Sie brauchen weniger Kraft, wenn Sie den Druck wieder mit Ihrem Körpergewicht unterstützen. Wiederholen Sie diese Streichung fünfmal.

◎ Legen Sie Ihre Hände so auf die Schultern, dass Ihre Finger vorn liegen und Ihre Ballen auf dem Rücken. Kneten Sie den großen Schultermuskel zwischen Ballen und Fingern sechsmal durch.

◎ Sie können den Knetgriff noch verstärken, indem Sie zusätzlich den Daumen abspreizen und kreisförmige Bewegungen ausführen. Streichen Sie die Schultern aus. Hacken Sie eine Schulter nach der anderen mit den Kleinfingerkanten beider Hände. Bearbeiten Sie allerdings nur den weichen, gut fühlbaren Muskel nahe des Nackens, nicht den beim Gelenk. Hacken Sie sehr schnell und fünf Sekunden lang. Streichen Sie die Schulter anschließend wieder aus.

Der Nacken

◎ Beginnen Sie mit einer Effleurage des Nackens vom Haaransatz über die Schultern bis zum Arm. Verschränken Sie dann Ihre Hände und legen Sie sie wie ein Dach über die Nackenwirbel des Partners. Schieben Sie mit Ihren Ballen die Muskeln etwas nach oben und kneten Sie sie gegeneinander.

◎ Verringern Sie den Druck und fangen Sie dann neu an. Arbeiten Sie den Nacken vom Haaransatz zur Schulter mindestens fünfmal durch.

◎ Kneten Sie anschließend ebenso oft den Nackenmuskel zwischen Daumen und Zeigefinger. Streichen Sie den Nacken über die Schultern aus.

Der Kopf

◎ Streichen Sie den Kopf mit beiden Händen vom Scheitel zu den Ohren aus. Beleben Sie die Kopfhaut, indem Sie die Fingerspitzen beider Hände sehr steil auf den Kopf aufsetzen und auf der Stelle drehen. Stellen Sie sich Ihre Hände vor wie zwei Kraken.

Setzen Sie immer neu an.

◎ Arbeiten Sie nicht fortlaufend über den Kopf, sondern setzen Sie immer neu an. Die Kopfhaut sollte sich unter Ihren Fingern bewegen.

◎ Streichen Sie den Kopf mit einer abschließenden Effleurage von der Stirn bis zur Taille aus, um auf den Rücken überzuleiten.

Der Rücken

◎ Setzen Sie beide Hände an der Taille an. Reiben Sie fest mit den Handballen den Rücken hoch. Beginnen Sie an den Außenseiten. Streichen Sie zurück zur Taille und fangen Sie neu an.

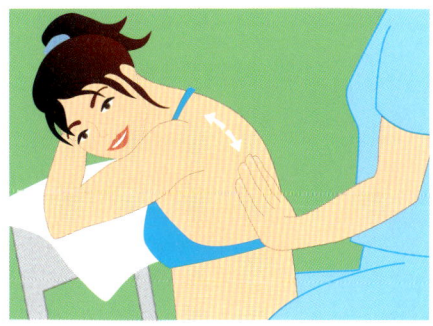

- Arbeiten Sie so schrittweise bis zur Wirbelsäule. Massieren Sie aber nicht auf der Wirbelsäule selbst, sondern halten Sie einen etwa zwei Finger breiten Abstand zu ihr.
- Reiben Sie mit den Fingerspitzen die Schulterblätter.
- Die Bewegungen sollten dabei kreisförmig ausgeführt werden. Schieben Sie das Gewebe am Rand der Schulterblätter dabei etwas unter den Knochen und drücken Sie es dagegen. Benutzen Sie für die Massage der Ränder Ihren flachen Daumen.
- Kneten Sie die Seitenpartien des Rückens zwischen Ballen und Fingern beider Hände. Nehmen Sie sich erst eine Seite vor und dann die andere. Reiben Sie dann mit kräftigem Druck Ihrer Handballen große Kreise über den gesamten Rücken. Streichen Sie den Rücken von den Schultern bis zur Taille aus.

Kraft für die Arme

Streichen

- Halten Sie mit Ihrer linken Hand die linke Hand des Partners und ziehen Sie seinen Arm etwas hoch. Umfassen Sie mit der rechten Hand sein Handgelenk und streichen Sie die Innenseite des Arms viermal bis zu den Achseln aus.
- Wechseln Sie dann die Hand und streichen Sie die Außenseite bis zu den Schultern.

Die Hand

- Dehnen Sie die Hand, indem Sie sie mit dem Handrücken nach oben in Ihre beiden Hände nehmen. Ihre Daumen liegen nebeneinander auf der Hand des Partners auf.

Vergessen Sie den Handteller nicht.

- Streichen Sie mit den Daumen in einer dehnenden Bewegung zu den Handrändern, während Ihre Finger die Handfläche nach oben wölben. Drehen Sie die Hand um und streichen Sie auch den Handteller mit beiden Daumen aus.

Der Unterarm

- Kneten Sie die Seiten des Unterarms vom Handgelenk zum Ellbogen. Stützen Sie dabei die Hand des Partners an Ihrem Körper ab und arbeiten Sie mit Daumen und Fingern beider Hände.
- Den mittleren Bereich des Unterarms reiben Sie kreisförmig mit den Fingern. Je steiler Sie die Finger hierbei ansetzen, desto tiefer arbeiten Sie in das Gewebe.
- Streichen Sie den Unterarm dreimal zum Ellbogen hin aus.

Massage für Sportler

Besonders Sportler sollten den wohltuenden und leistungssteigernden Effekt von Massagen für sich nutzen. Schließlich verbraucht der Körper beim Sport nicht zuletzt aufgrund der erhöhten Atmungsfrequenz und benötigten Energie bis zu 500 mal mehr Sauerstoff. Herz und Kreislauf werden beim Sport um einiges stärker belastet als im Ruhezustand. Sportler sollten Massagen folglich nicht nur vor, sondern auch während und nach dem Training in Anspruch nehmen.

Der Körper von Sportlern wird besonders belastet.

Zeiten ohne Trainingsphasen
Ist einmal kein Training, oder auch während Krankheiten, dient besonders die Ganzkörpermassage (s. S. 27 ff.) der Vorbereitung auf das Training. Der Stoffwechsel von Haut, Bindegewebe und Muskeln wird durch kräftige Bewegungen angeregt.

Für Körper und Psyche
Direkt vor dem Wettkampf kann eine 15- bis 20-minütige leichte Massage die Durchblutung fördern und Verletzungen vorbeugen, das Aufwärmen sollte sie jedoch nicht ersetzen. Der positive psychische Effekt - Leistungsbereitschaft und Beruhigung der Nerven – sollte hier auch nicht unterschätzt werden.
Zwischen Wettkämpfen und in Trainingspausen können Muskeln mit einer leichten Massage gelockert werden. Mit vorsichtigem Ausstreichen und Kneten (s. S. 25 f.) werden ermüdete Muskelgruppen wieder leistungsstark.

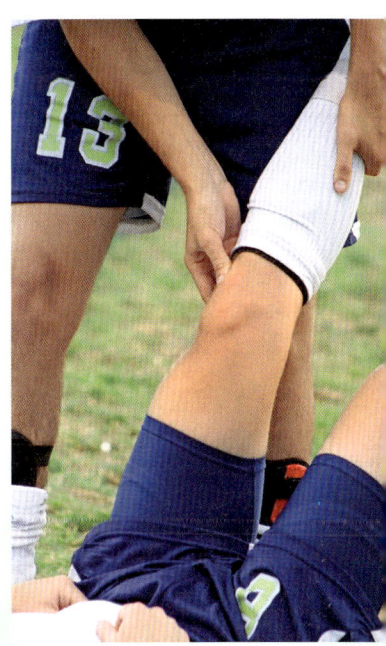

Entspannung nach der Anstrengung
Auch zwei bis drei Stunden nach dem Sport empfiehlt sich eine gründliche, recht kräftig ausgeführte Ganzkörpermassage zur Regeneration der beanspruchten Muskeln und zum Abtransport der Stoffwechsel-Schlackenstoffe. Dabei werden alle Muskeln behandelt.

Dennoch sollte man sich von der Ansicht, dass nur schmerzende Massagen gute Massagen sind, und eine Massage Muskelkater immer beseitigen oder ihm sicher vorbeugen kann, verabschieden, denn diese Meinungen sind veraltet. Eine gute Sportmassage dient vielmehr dem geistigen und körperlichen Wohlbefinden, um auch weiterhin erfolgreich, effektiv und mit Spaß Sport zu treiben.

Der Oberarm

🌀 Umfassen Sie mit dem Handballen und den Fingern Ihrer rechten Hand die Außenseite des Oberarms. Ihre linke Hand hält währenddessen die Hand des Massierten.

🌀 Walken Sie den Bereich, indem Sie größere Gewebepartien zwischen Ballen und Fingern hin- und herbewegen.

🌀 Wechseln Sie die Hände und walken Sie die Innenseite auf die gleiche Weise. Streichen Sie den linken Arm dreimal vom Handgelenk bis zu den Schultern aus und massieren Sie anschließend den rechten Arm genauso.

Belebende Selbstmassage

Für die Selbstmassage wird Freiraum benötigt. Wählen Sie für die Selbstmassage einen bequemen, aber nicht zu weichen Platz, an dem Sie Bewegungsfreiheit haben. Wenn Sie sich zu Hause massieren, können Sie sich auf ein Kissen, das auf der Erde liegt, setzen. Die Selbstmassage lässt sich aber auch durchaus am Arbeitsplatz auf einem Stuhl durchführen.

Beine und Füße

Bewegen Sie Ihre Zehen, indem Sie sie nach oben strecken und nach unten krümmen. Spreizen Sie sie voneinander ab. Legen Sie einen Bleistift auf die Erde und rollen Sie ihn zwischen Zehenballen und Zehen hin und her. Versuchen Sie, ihn mit den Zehen aufzuheben. Winkeln Sie Ihr Bein an. Wenn Sie auf einem Stuhl sitzen, legen Sie Ihren Fuß auf einen Hocker vor sich.

Die Füße

🌀 Nehmen Sie Ihren linken Fuß in beide Hände, sodass Ihre Daumen auf dem Fußrücken, die Finger auf der Sohle liegen.

🌀 Streichen Sie mit Daumen und Fingern gleichzeitig von den Zehen bis zur Ferse. Folgen Sie dabei mit den Daumen den Zwischenräumen zwischen den Fußknochen. Beginnen Sie dabei in der Mitte des Fußes und arbeiten Sie zu den Rändern hin.

🌀 Streichen Sie mit festem Druck den Fuß sechsmal durch und steigern Sie dabei allmählich das Tempo. Arbeiten Sie hierbei besonders druckvoll in die Wölbung in der Mitte der Fußsohle.

Die Bewegung von den Zehen aus gleicht einem Fächer. 🌀 Dehnen Sie anschließend den Fuß, indem Sie ihn mit Daumen und Fingern beider Hände streichen. Führen Sie dabei aber von den Zehen aus eine fächerförmige Bewegung durch, sodass der Fuß nach außen und oben gedehnt wird.

🌀 Streichen Sie den linken Fuß aus und massieren Sie den rechten.

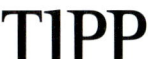
Energie-Kick durch Öle

TIPP

Eukalyptus-, Rosmarin- und Fichtenöl bringen müde Füße nach anstren-
genden Arbeitstagen wieder auf Trab. Nehmen Sie ein warmes Fußbad
und geben Sie je fünf Tropfen davon ins Wasser.

Die Unterschenkel

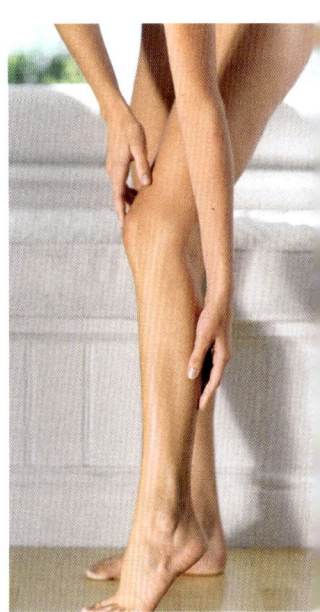

◍ Lassen Sie Ihr Bein angewinkelt. Streichen Sie zunächst mit
beiden Händen Ihren linken Unterschenkel von den Fersen bis
zum Knie.

◍ Schließen Sie Ihre Hände zur Faust und streichen Sie mit Ihren
Fingerknöcheln die Wade sechsmal von unten nach oben. Fühlen Sie während der Bewegung, wo der Wadenmuskel zweigeteilt verläuft.

◍ Nehmen Sie dann jeweils einen der großen Muskelstränge so in
eine Ihrer Hände, dass Ihre Daumen auf dem Schienbein liegen,
die Finger zwischen den beiden Strängen. Reiben Sie mit den
Fingern in kurzen, schnellen Schritten die Muskeln, während
Ihre Daumen dagegen drücken.

◍ Kneten Sie den Wadenmuskel dann gründlich durch. Nehmen
Sie dafür kleine Gewebepartien zwischen Daumen und Finger
beider Hände und „wringen" Sie sie hin und her. Sie können
sie auch nur pressen, loslassen, wieder pressen, loslassen und
einen Zentimeter weiter wieder ansetzen.

Die Oberschenkel

◍ Streichen Sie Ihren Oberschenkel vom Knie zur Hüfte mit flach auf-
gelegten Händen viermal aus. Gehen Sie über zu einer Streichung mit
den Handballen. Ziehen Sie Ihre Ballen mit kräftigem Druck vom Knie
aus an Ihrem Schenkel hoch. Beginnen Sie an den Außenseiten Ihres
Beines und arbeiten Sie viermal bis zur Mitte hin.

◍ Streichen Sie dann mit den Fingern
ebenso oft die Unterseite, ebenfalls
möglichst druckvoll.

◍ Kneten Sie mit beiden Händen die
Oberseite Ihres Schenkels. Nehmen Sie
dazu kleine Gewebepartien zwischen
Daumen und Finger und wringen Sie
sie hin und her. Lassen Sic los und setzen Sie etwas weiter wieder an.

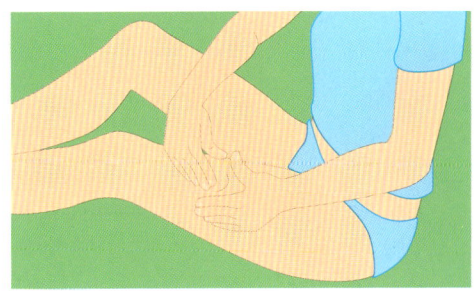

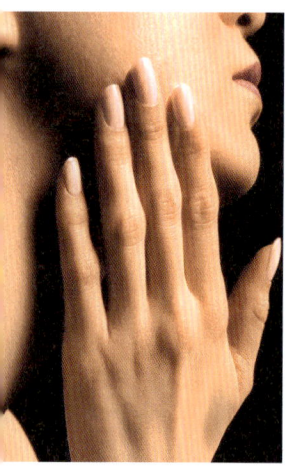

◈ Arbeiten Sie mit beiden Händen abwechselnd, schnell und rhythmisch. Dieser Griff kann möglicherweise etwas kneifen, aber nach einigen Sekunden Ruhezeit werden Sie spüren, wie das Gewebe durchblutet wird und der Schmerz in ein belebendes Kribbeln übergeht. Streichen Sie Ihr linkes Bein fünfmal von den Fersen bis zu den Hüften aus und nehmen Sie sich dann das rechte vor.

Kopf und Nacken

Das Gesicht

◈ Streichen Sie als Erstes mit den flachen Händen fünfmal von der Mitte der Stirn aus zu den Schläfen. Reiben Sie die Stirn dann in der gleichen Richtung in kleinen Kreisen mit den Fingerspitzen. Denken Sie daran, immer relativ schnell und auch mit kräftigem Druck zu massieren.

◈ Streichen Sie mit Zeige- und Mittelfinger Ihrer beiden Hände gleichzeitig und gleichmäßig unter Ihren Augenbrauen entlang. Gehen Sie anschließend zu leicht kreisenden Bewegungen über.

◈ Streichen Sie Ihr Gesicht aus, indem Sie beide Hände flach über Augen und Stirn legen und sie dann zur Seite über die Wangen hinunter auseinanderziehen.

Die Kopfhaut

◈ Legen Sie die Finger beider Hände sehr steil auf Ihren Scheitel und lassen Sie sie mit kräftigem Druck auf der Stelle kreisen.

◈ Die Kreisbewegung geht dabei vom Handgelenk aus, die Finger selbst bewegen sich nicht. Massieren Sie so Ihre ganze Kopfhaut.

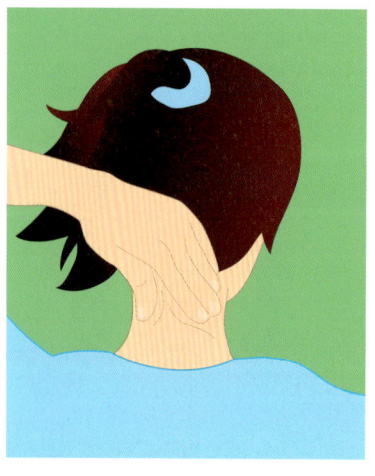

Der Nacken

◈ Setzen Sie sich gerade hin. Legen Sie Daumen und Finger Ihrer rechten Hand links und rechts der Nackenwirbel an. Streichen Sie an den Nackenwirbeln entlang kräftig vom Haaransatz zu den Schultern

◈ Wiederholen Sie die Streichung fünfmal und reiben Sie dann, während Sie streichen, mit Daumen und Finger auch kreisförmig das Gewebe. Wiederholen Sie auch diesen Griff anschließend fünfmal.

◈ Legen Sie Ihre rechte Hand an die linke Seite Ihres Nackens und streichen Sie ihn mit Fingern und Daumen über die Schulter aus. Wiederholen Sie die Streichung abschließend mit der linken Hand auf der rechten Seite.

Die Arme

Der Unterarm

🌀 Nehmen Sie sich zunächst Ihren linken Arm vor. Umfassen Sie das Handgelenk mit Ihrer rechten Hand und streichen Sie Ihren Unterarm fünfmal kräftig zum Ellbogen aus. Winkeln Sie den Unterarm an, als ob Sie ihn in einer Schlinge trügen.

🌀 Fassen Sie die nach oben gewandte Seite Ihres Unterarmes zwischen Daumen und Finger und kneten Sie sie vom Handgelenk zum Ellbogen. Greifen Sie dann unter Ihren Arm und kneten Sie die Unterseite auf die gleiche Weise.

🌀 Streichen Sie Ihren Unterarm aus und nehmen Sie sich den rechten vor.

TIPP

Bürsten Sie sich fit

🌀 *Nehmen Sie ein warmes (nicht heißes!) Bad. Legen Sie eine große, weiche Massagebürste und einen Massagegurt bereit.*

🌀 *Bürsten Sie zuerst kreisend die Außen-, dann die Innenseiten Ihrer Beine und Arme, bis sich Ihre Haut leicht rötet.*

🌀 *Reiben Sie mit dem Massagegurt kräftig Ihren Rücken ab.*

🌀 *Tragen Sie nach dem Baden eine erfrischende Ölmischung auf Ihre Haut auf. Geben Sie dazu zwei Teelöffel Pflegeöl in Ihre Hand und mischen Sie es mit zehn Tropfen Rosmarin- oder Zedernöl.*

Der Oberarm

🌀 Streichen Sie zuerst den linken Oberarm vom Ellbogen zu den Schultern aus, dann den rechten. Strecken Sie Ihren linken Arm vor sich aus und greifen Sie seine Oberseite mit Ihrer rechten Hand. Kneten Sie das Gewebe schnell und rhythmisch zwischen Fingern und Handballen einmal vom Ellbogen zur Schulter durch.

🌀 Wechseln Sie dann und massieren Sie Ihren rechten Arm. Wechseln Sie dreimal ab. Streichen Sie dann beide Arme vom Handgelenk zur Schulter hin aus.

TIPP

Immer mit der Ruhe

Bei der belebenden Selbstmassage der Arme arbeiten Sie ausnahmsweise einmal nicht den Arm komplett durch, bevor Sie mit dem nächsten beginnen. Die Bewegung von einer auf die andere Seite unterstützt nämlich die anregende Wirkung der Massage.

Erholung nach dem Sport

Profisportler werden vor und nach einem Wettkampf massiert. Vorher, um die Muskeln in Leistungsbereitschaft zu versetzen und Verletzungen vorzubeugen, und danach, um sie zu entspannen und Muskelkater entgegenzuwirken. Was bei Profis gang und gäbe ist, hilft auch Freizeitsportlern, nach einer Anstrengung wieder schneller zu regenerieren. Besonders, wenn Sie sich einmal überanstrengt haben, kann eine Massage Ihre Muskeln wohltuend beruhigen und entmüden.

TIPP Öl gegen beanspruchte Muskeln

Massieren Sie nach dem Sport mit Öl, um das Gewebe nicht noch mehr zu reizen. Arbeiten Sie dabei jedoch eher langsam, das trägt zur Beruhigung der Muskeln bei.

Massage für zwei

Der Nacken
- Bitten Sie den Partner, sich auf den Bauch zu legen. Legen Sie Ihre Hände zu beiden Seiten der Nackenwirbel und streichen Sie den Nacken flächig über die Schultern bis zum Oberarm aus.
  - Führend Sie die Bewegung eher dehnend als druckvoll aus. Das lockert die Muskeln. Wiederholen Sie die Streichung achtmal.

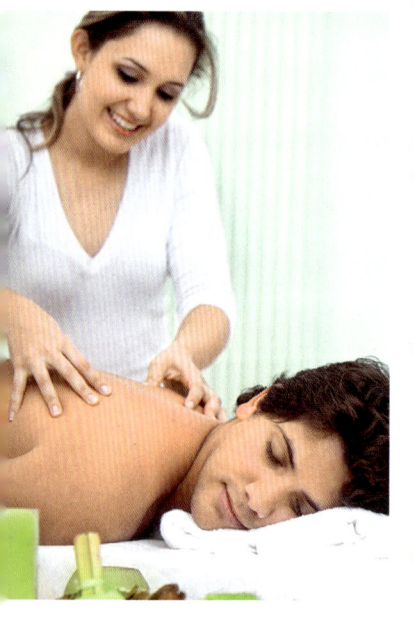

Die Schulter
- Legen Sie beide Hände auf die linke Schulter. Ihre Daumen liegen auf der Rückseite, die Finger vorn. Walken Sie den großen Schultermuskel, indem Sie ihn zwischen Daumen und Finger vor- und zurückbewegen. Walken Sie auf diese Weise jede Schulter sechsmal durch.
- Müden Tennis-, Handball- oder Badmintonspielern tut folgender Griff nach der Anstrengung besonders gut: Walken Sie den Schultermuskel bis zum Oberarm, indem Sie Ihre Hände gegenläufig bewegen: Während die eine Hand den Muskel vorschiebt, schiebt die andere ihn daneben zurück.
- Streichen Sie dann die Schultern und die Schulterblätter von der Wirbelsäule nach außen aus.

Üben Sie dabei aber keinen Druck auf die Wirbel aus. Legen Sie beide Hände flach auf das linke Schulterblatt und streichen Sie wie ein Pendel, also in einer gegenläufigen Bewegung Ihrer Hände, kräftig von der Wirbelsäule zur Seite. Üben Sie dabei Druck über Ihr Körpergewicht aus.

◉ Wiederholen Sie diesen Griff beim rechten Schulterblatt und streichen Sie die Schulterblätter aus.

Der Rücken

◉ Knien oder stellen Sie sich vor den Kopf des Massierten. Streichen Sie mit beiden Händen den Rücken kräftig von den Schultern bis zum Po. Beginnen Sie links und rechts der Wirbelsäule und arbeiten Sie den Rücken Stück für Stück nach außen durch. Nehmen Sie bei der Rückwärtsbewegung dann den Druck weg. Wiederholen Sie diese Effleurage fünfmal.

◉ Streichen Sie im Anschluss mit gleich bleibendem Druck den Rücken hoch und herunter, Ihre Hände bewegen sich dabei wieder gegenläufig wie zwei Pendel.

◉ Schließen Sie Ihre Hände zur Faust. Streichen Sie vom Po aus links und rechts der Wirbelsäule mit den Fingerknöcheln zur Schulter des Partners. Führen Sie die Rückwärtsbewegung mit den flachen Händen aus. Arbeiten Sie sich von der Wirbelsäule nach außen und wiederholen Sie das Ganze dreimal.

◉ Streichen Sie abschließend den Rücken mit flächigen, lang gezogenen Bewegungen über den Po aus.

Der Fuß

◉ Legen Sie dem Massierten ein Kissen unter die Füße. Knien oder stellen Sie sich vor seine Füße. Beginnen Sie mit dem linken Fuß. Halten Sie mit Ihrer linken Hand den Fuß und winkeln Sie das Bein etwas an.

◉ Schließen Sie die rechte Hand zur Faust und streichen Sie den Fuß mit den Fingerknöcheln von der Ferse zu den Zehen und zurück. Wiederholen Sie die Bewegung sechsmal. Gehen Sie dabei gut in die Wölbung des Fußes.

Nutzen Sie die Fingerknöchel zur Massage.

◉ Massieren Sie die Fußränder, indem Sie sie zwischen Daumen und Finger Ihrer Hände nehmen und mit den Daumen kreisförmig reiben. Ihre Daumen liegen auf der Sohle. Beginnen Sie am Zehenansatz und reiben Sie bis zur Ferse. Wiederholen Sie die Reibung zweimal; wenn der Massierte beim Sport viel „Fußarbeit" geleistet hat, auch öfter.

◉ Streichen Sie den Fuß von den Zehen zur Ferse fünfmal aus.

Die Wade

- ◉ Nehmen Sie das Bein so zwischen beide Hände, dass die Daumen auf der Wadenmitte liegen, und streichen Sie es vom Fuß zum Po flach mit beiden Händen aus.
- ◉ Wiederholen Sie die Effleurage fünfmal.

Massieren Sie die Wade außen und innen gleichermaßen.

- ◉ Stellen oder knien Sie sich dann neben das Bein. Massieren Sie etwas tiefer in das Gewebe, indem Sie den inneren Teil des Wadenmuskels zwischen Daumen und Finger beider Hände vom Fuß bis zum Knie kneten. Massieren Sie dann den äußeren Strang des Muskels genauso.
- ◉ Beugen Sie das Bein und stützen Sie den Fuß dabei mit Ihrem Oberkörper ab.
- ◉ Rollen Sie anschließend den Unterschenkel zwischen Ihren beiden Händen hin und her.
- ◉ Streichen Sie das ganze Bein von unten nach oben aus.

Die Oberschenkelrückseite

- ◉ Schließen Sie beide Hände zur Faust. Setzen Sie sie etwas oberhalb des Knies an und streichen Sie mit den Fingerknöcheln beider Hände gleichzeitig zum Po.
- ◉ Öffnen Sie die Hände und führen Sie die Rückwärtsbewegung mit der flachen Hand durch. Wiederholen Sie die Bewegung fünfmal.
- ◉ Legen Sie dann Ihre Hände versetzt nebeneinander quer über den Schenkel. Daumen und Finger liegen nebeneinander, die Spitzen zeigen zur Beininnenseite.
- ◉ Umfassen Sie den Oberschenkel und rollen Sie ihn zwischen Ihren Händen hin und her. Beginnen Sie oberhalb des Knies und arbeiten Sie sich durch bis zum Po.
- ◉ Streichen Sie den Oberschenkel vom Knie zu Po aus und massieren Sie anschließend auch das rechte Bein.

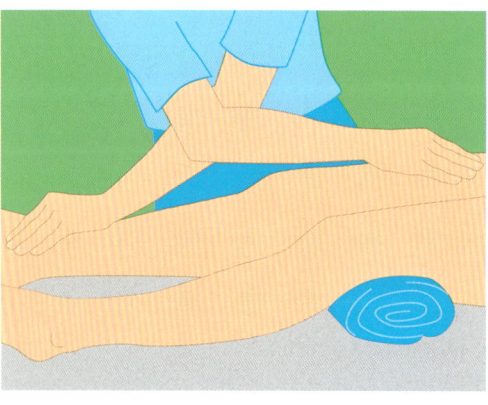

Die Oberschenkelvorderseite

- ◉ Bitten Sie den Partner, sich auf den Rücken zu legen. Legen Sie ein Kissen unter die Kniekehlen. Stellen oder knien Sie sich neben das linke Knie.
- ◉ Legen Sie Ihre Hände unter- und oberhalb der Kniescheibe des zu massierenden an und streichen Sie das Bein zu beiden Seiten aus. Überkreuzen Sie dabei die Arme, dann haben Sie mehr Kraft.

- Greifen Sie mit beiden Händen größere Muskelpartien und kneten Sie sie zwischen Fingern und Daumenballen. Stellen oder knien Sie sich vor die Füße des Massierten und streichen Sie das Bein mit beiden Händen flach vom Fuß bis zur Hüfte aus.
- Massieren Sie dann den rechten Oberschenkel.

Die Arme

- Halten Sie mit Ihrer linken Hand die Hand des Partners. Umfassen Sie mit der rechten sein Handgelenk. Streichen Sie achtmal langsam und dehnend vom Handgelenk zur Schulter. Halten Sie die Hand weiterhin fest.
- Legen Sie Ihre rechte Hand quer über das Handgelenk und greifen Sie den Streckmuskel (an der Armaußenseite) zwischen Daumen und Finger. Walken Sie den Muskel zwischen Daumen und Fingern hin und her. Bewegen Sie dabei Ihre Hand vom Gelenk zum Ellbogen. Wiederholen Sie die Bewegung sechsmal.

Der Streckmuskel wird kräftig gewalkt.

- Greifen Sie dann den Beugemuskel (Arminnenseiten) und walken Sie ihn ebenso. Streichen Sie den Arm aus und massieren Sie den zweiten.

Selbstmassage nach dem Sport

- Für die Selbstmassage benötigen Sie eine Matte, damit Sie sowohl sitzen als auch liegen können. Sie können ersatzweise auch zwei zusammengefaltete Decken auf den Boden legen.

Der Nacken

- Setzen Sie sich aufrecht hin und legen Sie beide Hände links und rechts der Nackenwirbel an. Die Finger zeigen zueinander.
- Streichen Sie den Nacken sechsmal vom Haaransatz zu den Schultern aus. Behalten Sie die Position Ihrer Finger bei.
- Kneten Sie mit der Kuppe Ihres Mittelfingers den Nacken. Beginnen Sie am Haaransatz, pressen Sie die Fingerkuppen in die Muskeln und kreisen Sie dabei auf der Stelle.

Die Schulter

- Greifen Sie mit der linken Hand hinter Ihre rechte Schulter. Streichen Sie Ihre Schulter mit kräftigem Druck vom Hals zum Oberarm aus.
- Wenden Sie dann einen Akupressurgriff an: Pressen Sie oberhalb des Schulterblatts mit den Zeige- und Mittelfingerkuppen tief in den Muskel und verharren Sie zehn Sekunden lang.

Dieser Akupressurgriff wirkt Wunder.

- Setzen Sie einen Zentimeter daneben neu an und bearbeiten Sie so Ihre Schulter bis zum Armansatz. Streichen Sie Ihre rechte Schulter aus und massieren Sie Ihre linke.

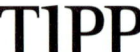

TIPP Vorsicht!

Massieren Sie auf keinen Fall bei Sportverletzungen, wie etwa Muskelzer-rungen und Verstauchungen!

Die Arme

- Lassen Sie Ihren linken Arm locker herunterhängen und streichen Sie ihn mit der rechten Hand fünfmal vom Handgelenk bis zur Schulter.
- Greifen Sie dann Ihren Bizeps zwischen Daumen und Finger und mas-sieren Sie ihn durch, indem Sie ihn pressen, loslassen und einen Zenti-meter weiter wieder neu ansetzen. Bearbeiten Sie Ihren Trizeps (Ober-armaußenseite) auf die gleiche Weise.

Massieren Sie auch Ihre Arm-Unterseite.

- Winkeln Sie Ihren Arm an, als ob Sie ihn in einer Schlinge trügen. Legen Sie Ihre rechte Hand quer über das linke Handgelenk, Dau-men und Finger liegen nebeneinander. Rollen Sie Ihren Arm zwischen Handballen und Finger hin und her. Massieren Sie die Unterseite Ihres Armes genauso. Umfassen Sie Ihr Handgelenk und streichen Sie Ihren Unterarm fünfmal zum Ellbogen aus.

Die Beine

- Legen Sie sich auf den Rücken und winkeln Sie Ihr linkes Bein an. Umfassen Sie den Oberschenkel mit beiden Händen und streichen Sie fünfmal mit kräftigem Druck vom Knie zum Po.
- Lockern Sie die Muskeln, indem Sie den Oberschenkel zwischen Ihren Händen hin- und herrollen. Massieren Sie Ihren rechten Oberschenkel genauso und setzen Sie sich dann wieder auf.
- Schließen Sie die linke Hand zur Faust und legen Sie sie an die Außen-seite Ihres linken Oberschenkels. Legen Sie die rechte Hand über die linke, um den Druck zu verstärken. Streichen Sie mit den Fingerknö-cheln zehnmal vom Knie zur Hüfte.

Ihre linke Hand wirkt unterstützend.

- Wiederholen Sie das Ganze auf der Innenseite des Schenkels. Zum Mas-sieren des rechten Oberschenkels nehmen Sie die rechte Hand, während Ihre linke Hand unterstützt. Winkeln Sie Ihr linkes Bein an.
- Streichen Sie mit beiden Händen den Unterschenkel zum Knie hin fünfmal aus. Umfassen Sie Ihren Unterschenkel so mit beiden Händen, dass die Finger auf den beiden Strängen des Wadenmuskels liegen, die Daumen am Schienbein.
- Kneten Sie Ihre Wade mit beiden Händen fünfmal durch. Legen Sie dann Ihre Hände flach an die Schenkelseiten, die Daumen liegen neben den Fingern. Rollen Sie Ihre Wade zwischen Ihren Händen hin und her.

◉ Streichen Sie zum Abschluss Ihr linkes Bein viermal aus. Massieren Sie Ihren rechten Unterschenkel und streichen Sie dann auch das rechte Bein von unten nach oben aus.

TIPP

Tipps für Sportler

◉ *Nehmen Sie nach dem Sport ein heißes Vollbad oder eine heiße Dusche. Die Wärme entspannt strapazierte Muskeln und unterstützt die Wirkung der Massage.*

◉ *Mischen Sie Ihr Massageöl mit Zitronen- und Jasminöl.*

◉ *Wenn Sie sich einen Muskel gezerrt haben, legen Sie als Sofortmaßnahme eine kalte Kompresse an und schonen Sie ihn ein paar Tage.*

Besser fühlen – besser aussehen

Selbstmassage des Gesichtes

Glatte Haut, entspannte Gesichtszüge und ein gleichmäßiger Teint: Regelmäßige Massage hilft auf ganz natürliche Weise, besser auszusehen. Sie befreit das Gewebe von Schlacken, regt die Durchblutung an und reibt abgestorbene Hautschuppen ab. Die Haut wirkt wesentlich frischer und gesünder. Und durch ihre entspannende Wirkung trägt die Massage auch dazu bei, Falten zu mindern. Für die Schönheitsmassage brauchen Sie nicht länger als eine Viertelstunde. Man kann sie zum festen Bestandteil der abendlichen Toilette machen oder auch einfach zwischendurch in einem Moment der Ruhe durchführen. Während der Arbeit hilft eine Gesichtsselbstmassage, den Kopf frei zu machen und sich entspannt der nächsten Aufgabe zuzuwenden.

Eine Gesichtsmassage wirkt belebend.

Auf die Massage einstimmen

◉ Legen Sie die Hände über Ihr Gesicht und schließen Sie die Augen. Konzentrieren Sie sich ganz auf die bevorstehende Massage.

◉ Atmen Sie tief ein und aus und hören Sie bewusst auf Ihren Atem.

Die Haut glätten

◉ Legen Sie die beide Hände auf die Stirn, sodass die Fingerspitzen sich auf der der Stirnmitte gegenüber liegen. Streichen Sie mit sanftem Druck der Fingerkuppen nach außen zu den Schläfen.

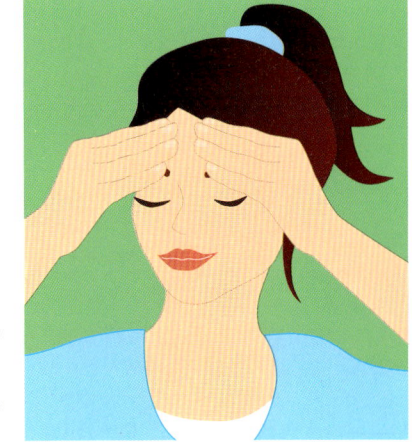

◉ Der Druck kann allmählich fester werden. Streichen Sie mit den Fingerspitzen beider Hände an Ihren Brauen entlang. Beginnen Sie an der Nasenwurzel und ziehen Sie die Finger gleichmäßig nach außen bis zum Haaransatz der Schläfe. Setzen Sie die Streichung unterhalb der Augenbrauen fort. Die Finger beginnen im inneren Augenwinkel und umranden das Auge bis zu den Schläfen.

Die Augen-konturen dienen als Orientierrung.

◉ Legen Sie die Fingerkuppen an der Nasenwurzel an und streichen Sie unter den Augen nach außen zum Haaransatz hin. Die Finger folgen den Konturen des Auges. Diese Streichung kann Tränensäcke mildern und die steilen Falten zwischen den Augenbrauen glätten.

◉ Glätten Sie die Wangen, indem Sie sie Stück für Stück von der Nase aus zu den Ohren streichen. Beginnen Sie unter der Nasenwurzel und streichen Sie die gesamte Wangenpartie immer ein Stückchen weiter nach unten, bis Sie an den Nasenflügeln angekommen sind.

◉ Setzen Sie Ihre Fingerspitzen am Kinn an. Streichen Sie es vom Kinngrübchen aus in einem Bogen nach oben zum Ohr aus. Schließen Sie Ihre Hände zu Fäusten und legen Sie die Fingerknöchel unter die Kinnmitte. Dehnen Sie dann das Gewebe, indem Sie Ihre Fäuste nach außen zu den Ohren ziehen. Die Knöchel drücken dabei gegen den Kieferknochen.

Gute Durchblutung für frische Ausstrahlung

◉ Fangen Sie wieder bei der Stirn an. Reiben Sie mit den Fingerspitzen und Daumen beider Hände die Stirn kräftig durch.

◉ Legen Sie die Hände an Ihre Schläfen und reiben Sie diese kreisförmig mit den Fingern. Üben Sie dabei eher nicht allzu viel Druck aus, die Reibung sollte Ihnen nicht wehtun.

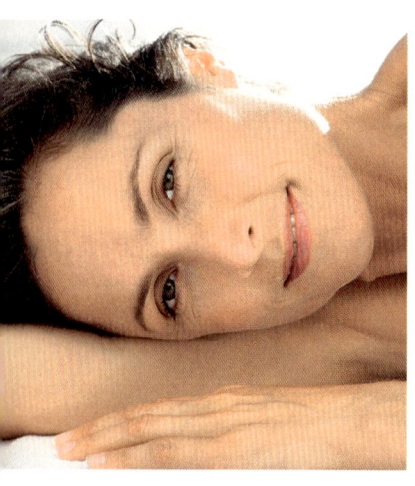

◉ Regen Sie die Durchblutung der Augenpartie an, indem Sie die Brauen massieren. Legen Sie Ihre Daumen unter die Augenbrauen und den Zeigefinger darüber. Reiben Sie die Hautpartie unterhalb der Brauen mit dem Daumen gegen den Zeigefinger. Halten Sie sie am Brauenbogen etwas fest und drücken Sie sie gegen den Knochen, der die Augenhöhle abschließt. Beginnen Sie an der Nasenwurzel und arbeiten Sie nach außen zu den Schläfen hin.

◉ Wenn Ihre Augen verquollen aussehen, etwa bei Schnupfen, kann Zupfen sie etwas glätten. Nehmen Sie hierfür ganz kleine Hautpartien zwischen die Spitzen von Daumen und Zeigefinger und ziehen Sie sie etwas hoch.

⦿ Zupfen Sie so die Augenlider, die Partie zwischen Lid und Braue und unter dem Auge. Das regt den Lymphfluss an, der sich im Gewebe staut und die Schwellung verursacht.

Ihre Wangen wirken frischer.

⦿ Reiben Sie zum Schluss Ihre Wangen gut durch. Nehmen Sie kleine Hautpartien zwischen Daumen und Zeigefinger und reiben Sie sie mit dem Finger zum Daumen hin. Sie werden dafür mit einer rosigen, gut durchbluteten Haut belohnt und die Reibung unterstützt den Abfluss überschüssiger Gewebsflüssigkeit. Streichen Sie nach dieser kräftigen Reibung die Wangen sanft von der Nase zu den Ohren und von oben nach unten aus.

Fettpölsterchen wegklopfen

⦿ Legen Sie beide Hände in die Mitte der Stirn und trommeln Sie mit den Fingern beider Hände von oben nach unten und von der Mitte aus zu den Schläfen hin und anschließend kreisförmig über beide Wangen. Fangen Sie in der Mitte mit einem kleinen Kreis an und erweitern Sie die Bewegung dann wie eine Spirale, bis Sie letztendlich einen Kreis von den Wangenknochen bis zum Unterkiefer und von der Nase bis zu den Ohren beschreiben.

⦿ Streichen Sie dann die Wangen von oben nach unten aus.

Ausklingen lassen

⦿ Bedecken Sie mit Ihren Händen das Gesicht und schließen Sie die Augen. Streichen Sie mit sanften Bewegungen der ganzen Hand nach unten.

⦿ Lassen Sie einen Moment lang das angenehme Gefühl auf Ihrer Haut auf sich wirken. Tragen Sie dann ein Pflegeöl auf Ihr Gesicht auf oder Ihre gewohnte Creme. Wenn Sie mehr Zeit haben, können Sie die Gesichtsmassage auch mit einer Kopfmassage verbinden. Der „Friseurgriff" etwa lässt sich prima auch auf dem eigenen Kopf durchführen.

Was der Haut noch guttut

TIPP

⦿ *Einen gleichmäßigen Teint fördern drei Tropfen Weihrauch- und zwei Tropfen Rosenöl.*

⦿ *Feuchtigkeit spenden zwei Tropfen Patchouli- und zwei Tropfen Kamillenöl.*

⦿ *Gegen fettige Haut wirken zwei Tropfen Rosmarin- und zwei Tropfen Sandelholzöl.*

⦿ *Vermischen Sie die genannten Öle immer mit jeweils einem Teelöffel Trägeröl, z. B. Mandelöl.*

Selbstmassage bei Cellulite

Cellulite lässt sich nicht ursächlich behandeln. Der Grund für die unschönen Pölsterchen auf Po und Oberschenkel sind die geschlechtsspezifische Gewebebeschaffenheit von Frauen sowie Veranlagung. Übergewicht spielt auch eine Rolle, aber keineswegs die ausschlaggebende. Frauen haben ein sehr dehnbares Bindegewebe und größere Fettzellen als Männer. Wasser und Schlackstoffe können die Zellwände durchdringen und sich in den Zellen einlagern. Hat die Zelle sich dann aufgrund der Einlagerungen erweitert, drückt sie sich an die Oberfläche und wird als Pölsterchen sichtbar. Massage kann helfen, die Einlagerungen wieder dahin zu befördern, wo sie hingehören, nämlich in den Lymphkreislauf. Zur Massage von Cellulite werden Zupfgriffe angewendet, die ziemlich schmerzhaft sein können. Tun Sie sich hinterher etwas Gutes, indem Sie ein Pflegeöl mit Ihrem Lieblingsduft sehr sanft in die Haut massieren. Verwenden Sie für die Massage selbst kein oder nur sehr wenig Öl.

Das Bindegewebe bei Frauen ist elastischer.

Der Po

Streichen

- 🌀 Streichen Sie Ihren Po von der Mitte zu den Hüften mit beiden Händen kräftig aus. Beginnen Sie am Beinansatz. Setzen Sie Zeige-, Mittel- und Ringfinger ziemlich steil auf und ziehen Sie beide Hände auseinander. Führen Sie die Rückwärtsbewegung ohne Druck aus.
- 🌀 Wiederholen Sie diese Effleurage dreimal und setzen Sie etwas weiter oben neu an, bis sie an den Hüften angekommen sind.

Zupfen

- 🌀 Fassen Sie eine Hautpartie zwischen Fingerspitzen und Daumen. Pressen Sie die Haut zusammen und ziehen Sie sie gleichzeitig auch etwas nach oben.
- 🌀 Lassen Sie sie los und setzen Sie neu an. Sie können gleichzeitig mit beiden Händen die rechte und die linke Pohälfte massieren.
- 🌀 Streichen Sie Ihren Po dann mit flachen Händen nach außen aus.

TIPP Den Pölsterchen zu Leibe rücken

- 🌀 *Bewegen Sie sich regelmäßig.*
- 🌀 *Gewöhnen Sie sich an, Po und Schenkel regelmäßig (z. B. immer nach dem Duschen) zu massieren. Wenn es einmal schnell gehen muss, können Sie einen Massageroller mit möglichst kleinen Rollen nehmen, um Ihr Bindegewebe zu massieren.*

Die Oberschenkel

Streichen

◉ Stellen Sie Ihren linken Fuß auf einen Hocker.
◉ Streichen Sie Ihren Oberschenkel mit beiden Händen vom Knie zur Hüfte dreimal aus.

Klatschen

◉ Klopfen Sie mit leicht gewölbten Händen zwei Minuten lang Ihren Oberschenkel. Nur die Ränder Ihrer Hand berühren die Haut. Arbeiten Sie schnell und rhythmisch.
◉ Sobald die Hände auf die Haut auftreffen, ziehen Sie sie wieder weg. Wenn Sie die Hand gut geschlossen halten, erzeugen Sie zwischen Haut und Handinnenfläche ein Vakuum. Wenn Sie sie wegziehen, entsteht ein Sog wie bei einem Saugnäpfchen, der die Durchblutung der Haut unterstützt.

Hacken

◉ Hacken Sie mit der Kleinfingerkante Ihrer Hände Ihren Oberschenkel eine Minute lang vom Knie bis zu Ihrer Hüfte.

Zupfen

◉ Zupfen Sie die Haut an Ihrem Oberschenkel genauso wie am Po. Arbeiten Sie zuerst in Längsrichtung, dann quer zum Schenkel.
◉ Zusätzlich können Sie die Haut mit Ihren Daumen über die Finger schieben. Streichen Sie Ihren Oberschenkel mit den Fingerspitzen sanft aus.
◉ Bearbeiten Sie Ihren rechten Schenkel auf die gleiche Weise und beruhigen Sie Ihre Haut mit Öl.

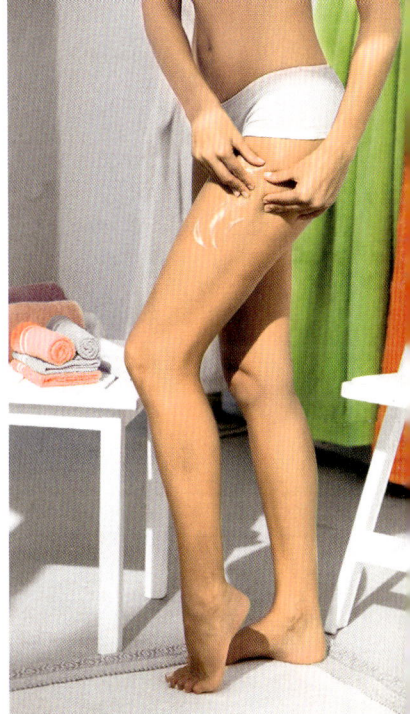

Erleichterung bei Kopfschmerzen

Kopfschmerzen haben oft seelische Ursachen. Negativer Stress, Überforderung, Reizüberflutung und Konflikte können Spannungskopfschmerzen auslösen. Aber auch eine schlechte Haltung am Computer, lange Autofahrten, Nacken- und Schulterverspannungen sind häufige Ursachen von Kopfschmerzen. Eine Massage kann Spannungen lösen, den Kopf wieder frei machen und Schmerzen lindern.

TIPP Massage im Liegen

Der Partner kann für diese Massage liegen oder sich rittlings auf einen Stuhl setzen. Wenn er die Möglichkeit hat, sich hinzulegen, hat das den Vorteil, dass er seinen Kopf nicht hochhalten muss und sich deshalb besser entspannen kann. Legen Sie ihm ein Kissen oder ein zusammengerolltes Handtuch unter den Kopf.

Massage für zwei

Der Nacken

Viele Menschen leiden unter Nackenverspannungen.

Wenn der Kopfschmerz aus der Nackengegend bis zum Hinterkopf hochzieht, liegt die Ursache meist in Verspannungen der Nacken- und Schultermuskulatur. Dagegen lässt sich etwas tun:

- Stellen Sie sich hinter den Massierten und legen Sie beide Hände auf seine Schultern.
- Daumen und Finger liegen nebeneinander. Streichen Sie Nacken und Schultern kräftig vom Haaransatz bis zum Arm.
- Lassen Sie Ihre Hände dann sanft zurückgleiten und wiederholen Sie den Griff zehnmal.
- Stützen Sie mit der linken Hand die Stirn des Partners. Legen Sie die rechte Hand währenddessen seitlich so an den Hals, dass der Daumen auf der Wirbelsäule liegt.
- Suchen Sie die Vertiefung am Haaransatz, an der die Schädeldecke beginnt, und pressen Sie sie mit Ihrem Daumen fünf Sekunden lang. Lassen Sie los und wiederholen Sie den Griff fünfmal.
- Kneten Sie mit beiden Händen die rechte Nackenseite. Legen Sie Ihre Hände so auf den Nacken, dass die Daumen hinten und die Finger vorn liegen. Kneten Sie dann den Muskel zwischen Fingern und Daumen vom Haaransatz bis zu den Schultern. Wiederholen Sie den Griff dreimal und nehmen Sie sich dann die linke Seite vor.

Auch Dehnen lockert die Nackenmuskeln.

- Wenn der Massierte liegt, können Sie verspannte Nackenmuskeln auch durch eine Dehnung lockern. Knien oder stellen Sie sich hinter den Kopf. Nehmen Sie seinen Kopf so zwischen beide Hände, dass der Hinterkopf auf Ihrem Handteller ruht.
- Ihre Daumen liegen an den Schläfen. Ziehen Sie den Kopf zu sich und gleichzeitig leicht nach oben. Lassen Sie Ihre Finger dabei vom Haaransatz zum Hinterkopf gleiten.
- Führen Sie den Griff fünfmal durch und streichen Sie den Nacken anschließend dreimal aus.

Die Schultern

- Führen Sie die folgenden Griffe jeweils fünfmal durch. Kneten Sie die beide Schultern gleichzeitig zwischen Ballen und Fingern Ihrer Hände. Heben Sie den Muskel dazu etwas an und pressen Sie ihn.
- Nehmen Sie sich dann eine Schulter nach der anderen vor und kneten Sie kleine Gewebepartien zwischen Daumen und Fingern. Beginnen Sie am Nacken und arbeiten Sie nach außen.

Starten Sie am Nacken.

- Streichen Sie die Schulter zwischen Daumen und Fingern vom Hals zu den Armen aus. Führen Sie eine Daumendruckmassage durch: Legen Sie beide Daumen zwischen den Schulterblättern links und rechts der Wirbelsäule an und reiben Sie anschließend kräftig in kleinen Kreisen bis zum Haaransatz.
- Streichen Sie die Schultern mit flachen Händen aus.

Der Kopf

- Lockern Sie die Kopfhaut, indem Sie die Fingerspitzen steil auf den Kopf aufsetzen und Ihre Hand auf der Stelle kreisen lassen. Bearbeiten Sie so Stück für Stück den ganzen Kopf.
- Setzen Sie die Finger beider Hände hinter den Ohren an. Erspüren Sie den Rand der Schädeldecke und reiben Sie in kleinen Kreisen mit kräftigem Druck daran entlang. Drücken Sie dabei das Gewebe etwas unter den Knochen.

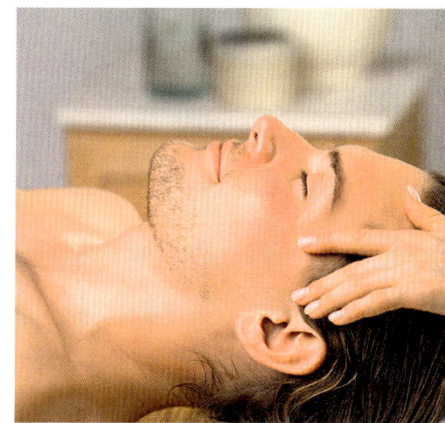

- Streichen Sie den Kopf mit beiden Händen aus. Legen Sie dazu beide Hände an die Ohren und lassen Sie Ihre Finger zum Scheitel gleiten. Stellen Sie sich dabei vor, Sie würden das Kopfweh aus dem Kopf herausziehen. Wenn der Massierte sitzt, sollte er bei dieser Technik den Kopf nach hinten hängen lassen.

Das Gesicht

- Führen Sie auch die folgenden Griffe immer fünfmal durch. Legen Sie Ihre Hände von beiden Seiten flach auf die Stirn, Ihre Finger zeigen dabei zueinander.
- Streichen Sie von der Mitte der Stirn zu den Schläfen. Führen Sie jetzt die gleiche Bewegung nur mit Ihren Daumen aus. Folgen Sie mit den Daumen der Brauenlinie, halten Sie auf den Schläfen ein und reiben Sie diese leicht in kleinen Kreisen mit dem Daumen.
- Reiben Sie die Stirn in Zickzackbewegungen von oben nach unten, also vom Haaransatz zu den Augenbrauen und zurück.

Diese Bewegung wird nur mit einer Hand durchgeführt. Die andere legen Sie über die Augen, um nicht versehentlich abzurutschen und mit der Hand in das Auge zu stoßen.

◑ Kneten Sie die Augenbrauen. Heben Sie die Braue zwischen Zeigefinger und Daumen etwas ab und pressen Sie sie zusammen. Lassen Sie wieder los und setzen Sie daneben an. Kneten Sie sie von der Nasenwurzel zu den Schläfen. Streichen Sie dann die Stirn von der Mitte zu den Schläfen hin aus.

TIPP Nachklang

Bedecken Sie abschließend mit Ihren Händen das Gesicht des Partners. Bitten Sie ihn, tief zu atmen, das wird ihn zusätzlich entspannen. Lassen Sie so im Dunkeln die Massage eine Minute lang sanft nachklingen.

Selbstmassage bei Kopfschmerzen

Die Selbstmassage wird im Sitzen durchgeführt. Sie können sich rittlings auf einen Stuhl setzen und die Arme bei Bedarf auf der Lehne abstützen oder vor einen Tisch, auf den Sie sich stützen.

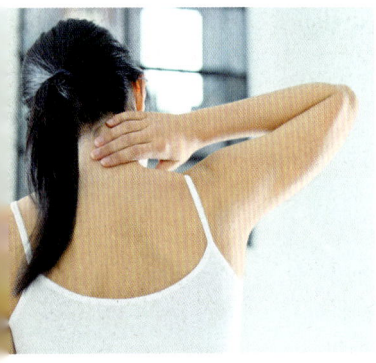

Der Nacken

◑ Legen Sie Ihre Hände links und rechts der Halswirbelsäule an, Daumen und Finger liegen nebeneinander. Reiben Sie in kleinen kreisförmigen Bewegungen mit den Spitzen von Zeige- und Mittelfinger von den Schultern ausgehend hinauf bis zum Haaransatz.

◑ Wiederholen Sie diesen Griff etwa sechs- bis achtmal und steigern Sie dabei allmählich den Druck.

◑ Legen Sie Ihre linke Hand an Ihr rechtes Ohr. Die Daumen liegen vor, die Finger hinter dem Ohr. Streichen Sie dann Ihren Hals über die Schulter aus.

◑ Wiederholen Sie die Bewegung fünfmal und streichen Sie mit Ihrer rechten Hand die linke Seite aus.

Die Schultern

◑ Umfassen Sie mit Ihrer linken Hand den rechten Schultermuskel. Stützen Sie mit der rechten Hand den linken Arm am Ellbogen ab. Drücken Sie mit den Fingern den Muskel gegen Ihren Handballen und „wringen" Sie ihn etwas hin und her. Beginnen Sie am Hals und kneten Sie so den Muskel durch bis zum Armansatz.

◗ Wiederholen Sie dies zweimal und bearbeiten Sie dann die linke Schulter mit der rechten Hand. Streichen Sie Ihre Schultern nach einander aus, die rechte mit der linken Hand und umgekehrt

Der Kopf

◗ Für die Selbstmassage der Kopfhaut können Sie die beiden ersten Griffe aus der bereits beschriebenen Partnermassage bei Kopfschmerzen übernehmen.

◗ Stützen Sie dann Ihre Arme bequem auf und halten Sie sich mit beiden Händen den Kopf. Ihre Finger liegen links und rechts des Scheitels, die Handballen auf den Schläfen. Schließen Sie die Augen und konzentrieren Sie sich auf Ihren Kopf.

Die Augen sollten geschlossen sein.

◗ Pressen Sie dann mit Ihren Händen gegen den Kopf und zählen Sie bis fünf. Lassen Sie los und wiederholen Sie den Griff insgesamt fünfmal.

◗ Legen Sie Ihre Hände flach auf den Kopf. Verschränken Sie die Finger ineinander. Pressen Sie Ihre Handballen auf die Kopfhaut, und dehnen Sie diese gleichzeitig etwas, indem Sie sie nach oben schieben. Bearbeiten Sie so Ihren ganzen Kopf.

Das Gesicht

◗ Auch das Gesicht wird weitgehend wie bei einem Partner massiert. Die Griffe werden nur etwas anders durchgeführt.

◗ Streichen Sie Ihre Stirn aus wie bei der Partnermassage, indem Sie Ihre Finger von der Stirnmitte aus bis zu den Schläfen gleiten lassen. Reiben Sie Ihre Stirn mit den Kuppen von Mittel- und Ringfinger beider Hände.

◗ Setzen Sie Ihre Finger an der Nasenwurzel an und folgen Sie dem Brauenbogen bis zur Schläfe. Lassen Sie Ihre Finger dann sanft zurückgleiten und beginnen Sie einen Zentimeter weiter oben, bis Sie den Haaransatz erreicht haben.

◗ Reiben Sie mit steil aufgesetzten Fingerspitzen die Stirn in Zickzackbewegungen von oben nach unten, wie bei der Partnermassage beschrieben. Arbeiten Sie bei sich selbst ruhig mit den Fingern beider Hände gleichzeitig, denn man kann sich schließlich nicht in das eigene Auge stoßen.

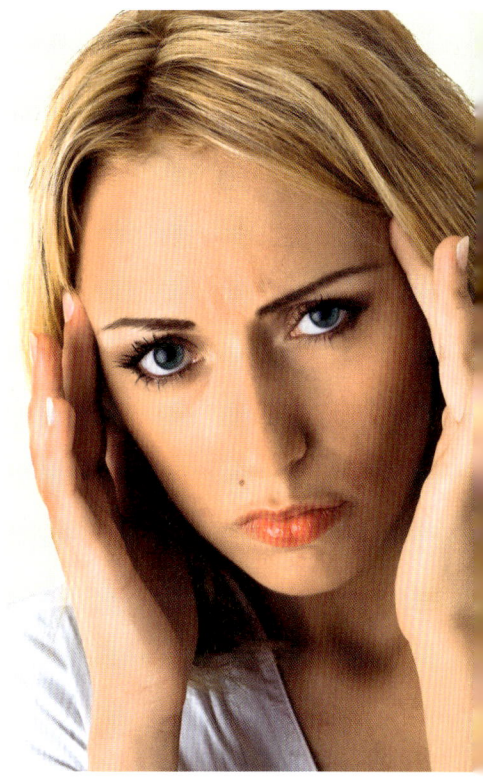

Tiefenatmung

- ◉ Öffnen Sie das Fenster. Stellen Sie sich mit etwas gespreizten Beinen hin, sodass Sie eine sehr stabile Position einnehmen. Konzentrieren Sie sich zunächst auf den Kontakt Ihrer Sohlen mit der Erde.
- ◉ Schließen Sie die Augen und atmen Sie tief durch. Atmen Sie durch die Nase ein und spüren Sie dabei, wie die Luft zuerst Ihre Lungen und dann Ihren Bauch füllt.
- ◉ Halten Sie den Atem kurz an und atmen Sie durch den Mund aus. Lassen Sie die Luft anschließend zuerst aus Ihrem Bauch, dann aus Ihrer Brust entweichen.

TIPP Tief Luft holen

Wenn Sie das Gefühl haben, dass Ihre Kopfschmerzen von Überarbeitung und Stress kommen, kann eine Tiefenatmung die Massage unterstützen. Die Konzentration auf Ihre Atmung befreit den Kopf von unangenehmen Gedanken und hilft, Ihre Kopfschmerzen zu vertreiben. Sie spüren, wie mit dem Atem neue Energie durch Ihren Ihren Körper strömt und Sie können mit neuem Tatendrang wieder ans Werk gehen.

Entspannung für den Bauch

Massage für zwei

Bitten Sie den Partner, sich auf den Rücken zu legen. Decken Sie seine Beine und Brust warm zu und legen Sie ein Kissen unter Kniekehlen und Kopf. Knien oder stellen Sie sich neben seinen Bauch. Wärmen Sie das Öl zwischen Ihren Händen an und legen Sie zur Kontaktaufnahme wie bei der Ganzkörpermassage die Hände zunächst nur auf den Bauch des Partners. Zählen Sie dabei langsam bis sieben.

INFO Stress schlägt auf den Bauch

Die Folgen von Stress können Verstopfung, Durchfall und Schmerzen sein. Eine entspannende Massage kann den Bauch wieder ins Gleichgewicht bringen und die Beschwerden deutlich lindern.
Da der Darm auch eine wichtige Rolle bei der Immunabwehr des Körpers spielt, stärkt eine Massage dieses Bereiches indirekt auch die Abwehrkräfte. Bei Menstruationsbeschwerden hilft eine Massage häufig, die Krämpfe zu mildern.

Streichen

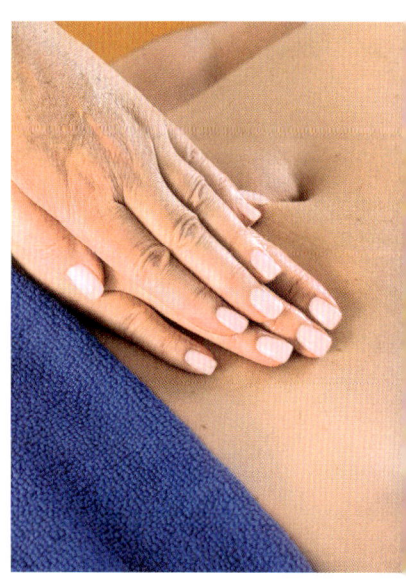

- ❯ Verteilen Sie das Öl mit langsamen, kreisförmigen Streichungen auf dem Bauch. Streichen Sie im Uhrzeigersinn und erhöhen Sie dabei nach und nach den Druck.
- ❯ Streichen Sie dann den Bauch nur mit den Fingern einer Hand. Legen Sie die andere Hand darüber, um das Gewicht zu erhöhen. Massieren Sie in kleinen Kreisen vom Brustkorb zur Hüfte und lassen Sie Ihre Bewegung in einem leichten Bogen über die Hüften auslaufen.
- ❯ Streichen Sie auf diese Weise zuerst die linke, dann die rechte Hälfte des Oberbauches. Beginnen Sie etwas oberhalb des Intimbereiches und streichen Sie den Unterleib auf die gleiche Weise bis zum Nabel. Lassen Sie die Bewegung vom Nabel aus über die Rippenbögen in einer lang gezogenen Streichung auslaufen.

Dehnen

- ❯ Legen Sie den Ballen ihrer rechten Hand auf die Mitte des Bauches. Ihre linke Hand liegt obenauf, um die rechte mit ihrem Gewicht zu unterstützen. Ziehen Sie Ihre Hände zu sich hin.
- ❯ Bearbeiten Sie so den ganzen Bauch Bahn für Bahn. Wiederholen Sie diese Bewegung dreimal und massieren Sie dann die andere Seite des Bauches genauso.

Kneten

- ❯ Kneten Sie den gesamten Bauch zwischen Finger und Daumen beider Hände leicht durch. Beginnen Sie in der Bauchmitte und arbeiten Sie nach außen. Bei der Rückwärtsbewegung streichen Sie ebenfalls nur sanft über die Haut.
- ❯ Nehmen Sie relativ große Gewebepartien zwischen Finger und Daumen, damit Sie den Massierten nicht kneifen. Versuchen Sie aber, möglichst tief zu kneten. Fragen Sie den Partner, ob es für ihn angenehm ist.

Kneten Sie tief, aber kneifen Sie nicht.

Ausstreichen

- ❯ Streichen Sie den Bauch aus, indem Sie beide Hände nebeneinander legen. Beschreiben Sie mit Ihrer rechten Hand einen großen Kreis nach unten, mit der linken nach oben.
- ❯ Wenn sich Ihre Hände kreuzen, lassen Sie die eine über die andere Hand gleiten und setzen Sie daneben wieder an. Wiederholen Sie diese Streichung fünfmal.

Selbstmassage des Bauches

Die Selbstmassage können Sie bis auf die Dehnung durchführen wie die Partnermassage. Die Dehnung am eigenen Bauch nehmen Sie wie folgt vor:

Massieren Sie – bis auf die Dehnung – wie bei der Partnermassage.

- Legen Sie Ihre linke Hand flach auf den linken Rippenbogen. Die Finger zeigen zum Brustbein. Legen Sie Ihre rechte Hand umgekehrt auf die linke, d.h., die Finger zeigen nach außen.
- Ziehen Sie beide Hände kräftig zur Seite des Körpers. Nehmen Sie bei der Rückwärtsbewegung den Druck weg und setzen Sie gleich daneben wieder an. Massieren Sie Ihren Bauch auf diese Weise vom Rippenbogen bis zum Intimbereich.
- Beginnen Sie dann mit der rechten Hand auf dem Rippenbogen und massieren Sie Ihre rechte Seite genauso. Streichen Sie Ihren Bauch aus wie in der Partnermassage beschrieben.

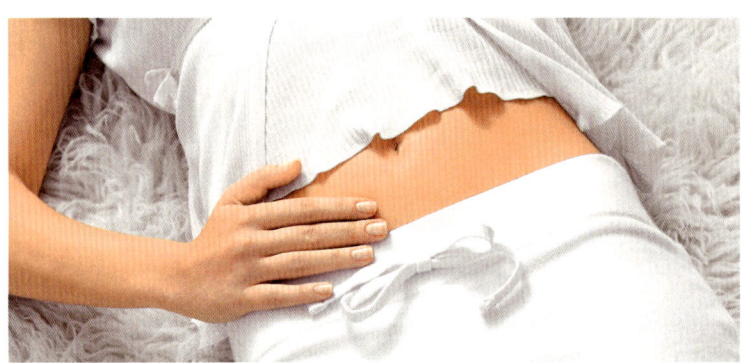

TIPP Wann Sie nicht massieren dürfen

Bei bestimmten Erkrankungen sollten Sie als Laie nicht oder nur nach Rücksprache mit einem Arzt massieren. Dazu zählen:

- *Hauterkrankungen wie Neurodermitis und Akne*
- *Fieber*
- *Venenerkrankungen wie Thrombose und Krampfadern*
- *offene Wunden und Verletzungen*
- *Entzündungen*
- *Diabetes*
- *akute Schmerzen*
- *Bandscheibenprobleme*
- *Rheuma, Arthritis*
- *Infektionskrankheiten*
- *chronischer Bluthochdruck*

Register

Bildnachweis

Wir bedanken uns bei allen Bildlieferanten, die uns durch die Bereitstellung von Abbildungen freundlicherweise unterstützt haben.

djd/deutsche journalistendienste: djd/Paul Bauder 10; djd/Schloss Warnsdorf Klinik Dr. Scheele GmbH 11; djd/Gold Meister 12; djd/Cosmeda International 22; djd/LECO System Marketing 23; djd/BKK Wirtschaft Finanzen 55; djd/Kappest Uckermark 58; djd/frei 61, 87; djd/elementsmedical GmbH 75; djd/Imopharm 76; djd/Gynokadin 84; djd/Protima Pharm GmbH 91; djd/Lefax 94
fotolia.com: christian CUVELIER 6; Yanik Chauvin 8, 19; Patrizia Tilly 15, 27; hannamonika 16; Vania (Hintergrundgrafik) 16, 32, 46, 55, 73; Yvonne Prancl 17; tha arm 18; Alfred Wekelo 20; EastWest Imaging 24; Tyler Olson 31; Daniel T. Seebacher 32; foto ARts 37; Christoph Hähnel 41; auremar 44; Kitti 46; Luisafer 53; Laura Frenkel 68; Jana Lumley 73; Oliver Seidel 93
iStockphoto.com: Yuri_Arcurs 5, 89; YanC 29; YvanDube 51; diego_cervo 90
mauritius images: 57
polylooks: darrenbaker 9; Kzenon 21; R. Junker 71; andresr 78
Oppenauer, Doris: Übungsillustrationen